U0237229

华夏病理学网翻译丛书

尿细胞学巴黎报告系统
The Paris System for Reporting Urinary Cytology

主　编　Dorothy L. Rosenthal
　　　　Eva M. Wojcik
　　　　Daniel F.I. Kurtycz

主　译　平　波　徐海苗

审　校　薛德彬

译校者（以姓氏笔画为序）
　　　　万晓春　复旦大学附属肿瘤医院病理科
　　　　平　波　复旦大学附属肿瘤医院病理科
　　　　冯　曦　湖北省肿瘤医院病理科
　　　　孙文佳　湖北省肿瘤医院病理科
　　　　苏　丹　浙江省肿瘤医院病理科
　　　　岳君秋　湖北省肿瘤医院病理科
　　　　徐海苗　浙江省肿瘤医院病理科
　　　　薛德彬　华夏病理学网 / 杭州平安好医医学
　　　　　　　　检验实验室有限公司

人民卫生出版社
·北　京·

版权所有，侵权必究！

First published in English under the title
The Paris System for Reporting Urinary Cytology
edited by Dorothy L. Rosenthal, Eva M. Wojcik and Daniel F.I. Kurtycz
Copyright © Springer International Publishing Switzerland 2016
This edition has been translated and published under licence from Springer Nature Switzerland AG.

图书在版编目（CIP）数据

尿细胞学巴黎报告系统 /（美）多萝西·L. 罗森塔尔
（Dorothy L. Rosenthal）主编；平波，徐海苗主译 . —
北京：人民卫生出版社，2022.9
　ISBN 978-7-117-32381-9

　Ⅰ. ①尿…　Ⅱ. ①多…②平…③徐…　Ⅲ. ①尿液检
验　Ⅳ. ①R446.12

　中国版本图书馆 CIP 数据核字（2021）第 234502 号

人卫智网	www.ipmph.com	医学教育、学术、考试、健康，
		购书智慧智能综合服务平台
人卫官网	www.pmph.com	人卫官方资讯发布平台

图字：01-2020-0845号

尿细胞学巴黎报告系统
Niaoxibaoxue Bali Baogao Xitong

主　　　译：平　波　徐海苗
出版发行：人民卫生出版社（中继线 010-59780011）
地　　　址：北京市朝阳区潘家园南里 19 号
邮　　　编：100021
E - mail：pmph @ pmph.com
购书热线：010-59787592　010-59787584　010-65264830
印　　　刷：北京盛通印刷股份有限公司
经　　　销：新华书店
开　　　本：710×1000　1/16　　印张：10
字　　　数：185 千字
版　　　次：2022 年 9 月第 1 版
印　　　次：2022 年 9 月第 1 次印刷
标准书号：ISBN 978-7-117-32381-9
定　　　价：99.00 元
打击盗版举报电话：010-59787491　E-mail：WQ @ pmph.com
质量问题联系电话：010-59787234　E-mail：zhiliang @ pmph.com

编者名单

Tatjana Antic, M.D. Department of Pathology, The University of Chicago Medicine, Chicago, IL, USA

Manon Auger, M.D., F.R.C.P.(C) Department of Pathology, McGill University Health Center, Decarie, Montreal, QC, Canada

Güliz A. Barkan, M.D. Department of Pathology, Loyola University Health Systems, Loyola University, Chicago, IL, USA

Trinity J. Bivalacqua, M.D., Ph.D. Department of Urology, The Johns Hopkins Hospital, The Johns Hopkins University, Baltimore, MD, USA

Fadi Brimo, M.D., F.R.C.P.(C) Department of Pathology, Montreal General Hospital, McGill University Health Center, Montreal, QC, Canada

Lukas Bubendorf, M.D. Institute of Pathology, University Hospital Basel, Basel, Switzerland

Nancy P. Caraway, M.D. Department of Pathology, The University of Texas MD Anderson Cancer Center, Houston, TX, USA

Ashish Chandra, M.D., F.R.C.Path., Dip.R.C.Path. (Cytol) Department of Cellular Pathology, Guy's & St Thomas' NHS Foundation Trust, London, England, UK

Michael B. Cohen, M.D. Department of Pathology, University of Utah Health Sciences Center, Salt Lake City, UT, USA

Monique Courtade-Saïdi, M.D., Ph.D. Pathology and Histology-Cytology Department, Toulouse-Rangueil University Hospital, Toulouse University Cancer Institute, Toulouse, France

William N. Crabtree, Ph.D., S.C.T. (A.S.C.P.) Department of Pathology and Laboratory Medicine, Indiana University Health Pathology Laboratory, Indiana University School of Medicine, Indianapolis, IN, USA

Tarik M. Elsheikh, M.D. Department of Pathology, Pathology and Laboratory Medicine Institute, Cleveland Clinic, Cleveland, OH, USA

Guido Fadda, M.D. Division of Anatomic Pathology and Histology, Agostino Gemelli School of Medicine, Catholic University of the Sacred Heart, Rome, Italy

Andrew H. Fischer, M.D. Department of Pathology and Cell Biology, University of Massachusetts Memorial Medical Center, Worcester, MA, USA

Margareta Strojan Fležar, M.D., Ph.D. Institute of Pathology, University of Ljubljana, Ljubljana, Slovenia

Gary W. Gill, C.T. (A.S.C.P.) Cyto-Logics, Inc., Indianapolis, IN, USA

Hui Guan, M.D., Ph.D. Department of Pathology, Harper University Hospital, Detroit Medical Center, Wayne State University Medical School, Detroit, MI, USA

Jee-Young Han, M.D., Ph.D. Department of Pathology, Inha University Hospital, Incheon, South Korea

Rana S. Hoda, M.D. Department of Pathology, New York Presbyterian Hospital, Weill Cornell Medical College, New York, NY, USA

Ashish M. Kamat, M.D. Department of Urology, The University of Texas MD Anderson Cancer Center, Houston, TX, USA

Ruth L. Katz, M.D., M.B.B.C.H. Department of Pathology, MD Anderson Cancer Center, The University of Texas, Houston, TX, USA

Deidra P. Kelly, C.T. (A.S.C.P.) Department of Pathology, Johns Hopkins Hospital, Baltimore, MD, USA

Mitsuru Kinjo, M.D., Ph.D. Department of Laboratory Medicine, Steel Memorial Yawata Hospital, Kitakyushu, Fukuoka, Japan

Zulfia McCroskey, M.D. Department of Pathology, Loyola University Health Systems, Loyola University, Chicago, IL, USA

Sachiko Minamiguchi, M.D., Ph.D. Department of Diagnostic Pathology, Kyoto University Hospital, Kyoto, Japan

Hiroshi Ohtani, M.D., Ph.D. Department of Pathology, Hakujyuji Hospital, Fukuoka, Japan

Matthew T. Olson, M.D. Department of Pathology, The Johns Hopkins Hospital, The Johns Hopkins University, Baltimore, MD, USA

Christopher L. Owens, M.D. Department of Pathology, University of Massachusetts Memorial Medical Center, Worcester, MA, USA

Stefan E. Pambuccian, M.D. Department of Pathology, Loyola University Health Systems, Loyola University, Chicago, IL, USA

Eric Piaton, M.D., Ph.D. Hospices Civils de Lyon, Centre de Pathologie Est, Hôpital Femme-Mère-Enfant, Bron, Université Claude Bernard Lyon 1, Lyon, France

Spasenija Savic Prince, M.D. Institute of Pathology, University Hospital Basel, Basel, Switzerland

Marcus L. Quek, M.D. Department of Urology, Loyola University Health Systems, Loyola University, Chicago, IL, USA

Jae Y. Ro, M.D., Ph.D. Department of Pathology and Genomic Medicine, Houston Methodist Hospital, Weill Medical College of Cornell University, Houston, TX, USA

Department of Pathology, The University of Texas MD Anderson Cancer Center, Houston, TX, USA

Department of Pathology, Yonsei and Ewha Womans University Hospitals, Seoul, South Korea

Fernando Schmitt, M.D., Ph.D. Laboratoire National de Santé, Luxembourg City, Luxembourg

Mark P. Schoenberg, M.D. Department of Urology, Montefiore Medical Center, Albert Einstein College of Medicine of Yeshiva University, Bronx, NY, USA

Tatsuro Shimokama, M.D., Ph.D. Division of Anatomic Pathology, Steel Memorial Yawata Hospital, Kitakyushu, Fukuoka, Japan

Taizo Shiraishi, M.D., Ph.D. Department of Oncologic Pathology, Institute of Medical Life Sciences, Mie University Graduate School, Mie, Japan

Momin T. Siddiqui, M.D. Department of Pathology and Laboratory Medicine, Emory University School of Medicine, Atlanta, GA, USA

Sun Hee Sung, M.D., Ph.D. Department of Pathology, MokDong Hospital, Ewha Womans University, Seoul, South Korea

Z. Laura Tabatabai, M.D. Department of Pathology, University of California San Francisco, San Francisco, CA, USA

Rosemary H. Tambouret, M.D. Department of Pathology, Massachusetts General Hospital, Harvard Medical School, Boston, MA, USA

Yuji Tokuda, M.D., Ph.D. Department of Urology, Saga University, Saga, Japan

Toyonori Tsuzuki, M.D., Ph.D. Department of Pathology, Japanese Red Cross Nagoya Daini Hospital, Nagoya, Japan

Christopher J. VandenBussche, M.D., Ph.D. Department of Pathology, The Johns Hopkins Hospital, The Johns Hopkins University, Baltimore, MD, USA

Theodorus H. Van der Kwast, M.D., Ph.D., F.R.C.P.(C) Department of Laboratory Medicine and Pathobiology, Toronto General Hospital, University of Toronto, Toronto, ON, Canada

Philippe Vielh, M.D., Ph.D. Department of Biopathology, Gustave Roussy Comprehensive Cancer Center, Villejuif, France

中文版序

尿细胞学历来是非妇科细胞病理学中最富有挑战性的领域之一。简单来讲,我们曾经总是想要实现某个无法实现的目标,想用尿细胞学检查作出低级别尿路上皮癌的诊断。自 George Papanicolaou 提出的尿细胞学分类开始,包括 Leopold Koss 和 William Murphy 的分类,以及巴氏细胞病理学协会和约翰霍普金斯团队的工作,过去多年提议的每一种尿细胞学分类都试图定义低级别肿瘤的细胞学特征。这是导致非典型诊断的报告率太高,达到令人难以接受的程度的部分原因。此外,如何将反应性、病毒或治疗相关的改变进行分类,尚未产生共识,由此创造了所谓"非典型"诊断这一庞大的垃圾桶式的类别,该类别对于提示临床如何处理患者意义不大。尿细胞学巴黎报告系统的独特性基于这样的事实,即该系统是根据对尿路上皮癌发病机制的理解,而且认识到存在 2 条不同的发病通路,一条导致低级别尿路上皮肿瘤的发生,另一条导致高级别尿路上皮癌的形成,后者具有重要的临床意义,应当经由细胞学方法检出。

尿细胞学巴黎报告系统聚集了国际细胞学界的努力,对尿细胞学报告进行标准化。2013 年 5 月,致力于尿细胞学的一群细胞病理医生在巴黎举办的第 18 届国际细胞学会议("巴黎系统"因此得名)上相聚,认为处理尿细胞学难题的时机已经到来,这是非妇科细胞学中最具挑战性的领域之一。巴黎的首次会议明确了巴黎系统与之前分类系统的原则性差异。我们明确了尿细胞学的终极目标是检出高级别尿路上皮癌。从一开始我们便达成一致,该系统必须建立在共识和科学证据的基础上,并且应当纳入相关领域的专家,即包括泌尿外科病理学家和泌尿科医生。另外,我们认识到,为了使该系统被全球范围内细胞病理学从业人员接受,那么这些人员也必须从最初便参与到该系统的建立过程中。因此,我们征求他们的建议,并请他们回应发布在美国细胞病理学协会和国际细胞学学会网站上的问卷和立场声明。我们也一致同意,即该项工作必须依据对疾病的理解,我们当时正尝试去定义后者。最终,巴黎系统的核心信息是理解我们作为细胞病理学工作者的主要作用是检出有重要临床意义的疾病。所以,该系统明确了尿细胞学的主要目的是发现高级别尿路上皮癌,并对未见高级别癌的病例予以清楚的描述。该系统也定义了模棱两可的非典型尿细胞学病例的标准,现将这部分病例按照明确定义的细胞学特征进一步分类为非典型尿路上皮细胞(atypical urothelial cell,AUC)和可疑高级别尿路上皮癌(suspicious for high grade urothelial carcinoma,SHGUC)。该系统引入了一个新的诊断分类——低级别尿路上皮肿瘤(low grade urothelial neoplasm,LGUN),包含低级别尿路上皮癌,具低度恶性潜能的乳头状尿路上皮肿瘤(papillary urothelial neoplasm of low malignant potential,PUNLMP)和乳头状瘤。我们承认,虽然低级别尿路上皮肿瘤在临床和细胞形态上都不具有恶性特征,但通过辨认出结构完好的纤维血管轴心,在非常少见的情况下仍可能在细胞学标本中得以诊断。

　　我们的团队努力获得了美国细胞病理学协会和国际细胞学学会的支持。在首次会议约 2 年后,《尿细胞学巴黎报告系统》得以出版。2 年期间,由来自美国、加拿大、法国、意大利、日本、韩国、卢森堡、斯洛文尼亚、瑞士和英国的49 名成员组成的真正的国际工作组在通过大量面对面会议、电话会议和电邮通信后,建立了一份共识。该共识发表后,这本书和系统被细胞学从业人员热情地接受,他们认识到这种尿细胞学工作方式的重要性,这种方式更为简单,但又具临床重要意义。世界范围内数量惊人的研究业已出版或发表,通常都证实或验证了这个系统。看来尿细胞学不再是细胞学最令人沮丧和困难的领域之一了。

Eva M. Wojcik,MD
（平波　译）

译者序

尿液很早就被用于检测泌尿道肿瘤，甚至早于组织病理学。然而，其应有价值一直没有充分体现，主要原因是传统观念的误解，并且缺少统一的报告术语，使得临床医生和患者无所适从。

随着宫颈细胞学贝塞斯达系统（the Bethesda System，TBS）的巨大成功，国际机构和细胞学专家开始筹划非妇科细胞学 TBS，并成功应用于甲状腺和胰腺的标准化报告。2004 年细胞病理学巴氏协会首次提出了尿细胞病理学报告的建议，2013 年在巴黎召开的国际细胞学大会上，形成了制订尿细胞病理学巴黎报告系统的构想。随后，Rosenthal 和 Wojcik 等经过 2 年的努力，成功制订了国际细胞病理学和泌尿学学术团体的共识。为了便于国际细胞学团体的参与，共识声明已被翻译成中文、韩文和日文，发表于国际细胞学学会和美国细胞病理学会的网站。

巴黎系统的杰出贡献远远超过了报告术语的统一。它强调，尿细胞学的主要目的是检测有临床意义的尿路上皮癌，即高级别尿路上皮癌（high grade urothelial carcinoma，HGUC），从而消除了长期以来"尿细胞学敏感性低"的误解。不管辅助技术如何进步，尿细胞学仍然是筛查膀胱癌尤其是 HGUC 的金标准，仍然是鉴别侵袭性致命性癌与非浸润性惰性病变的唯一方法。

本书是多学科团队合作的成果。巴黎系统工作组包括 10 个工作组，成员来自 10 个国家，包括细胞病理医师、细胞学技师、外科病理医师和泌尿外科医师，并且通过网站收集了世界各国的意见，从而为巴黎系统奠定了坚实的基础，一旦实施立即在全球范围得到认可。

本书以巴黎共识为纲，分章节阐述了标本满意度、未见高级别尿路上皮癌（negative for high-grade urothelial carcinoma，NHGUC）、非典型尿路上皮细胞（atypical urothelial cell，AUC）、可疑高级别尿路上皮癌（suspicious for high grade urothelial carcinoma，SHGUC）、高级别尿路上皮癌（HGUC）、低级别尿路上皮肿瘤（low grade urothelial neoplasm，LGUN）和非尿路上皮肿瘤的背景知识、定义、诊断标准、注释、恶性风险和临床处理，并适当介绍了新技术的应用和尿液标本的制备技术。在附录中展望了本书下一版需要完善的问题。

　　本书是图谱形式，文字精练，图文并茂，深入浅出。作为尿细胞学诊断的国际标准，它不仅适合广大病理工作者日常工作中的学习、参考和诊断，并且有助于科研工作者在不同实验室之间实现数据共享和大宗病例研究，从而缩小国内病理界在此领域的国际差距，逐步实现与国际接轨。我们乐于将其推荐给国内细胞病理学医师、外科病理学医师、病理进修医师、病理科和检验科技师、普通外科医师、泌尿外科医师、放射科医师，以及临床与检验专业医学院学生等。

　　因经验水平有限，不当之处在所难免，希望读者批评指正。

薛德彬

2021 年 6 月

原著序一

从贝塞斯达到巴黎，终于我们有了尿细胞学标准化术语！

作为病理医生，我们是临床同僚和患者们的咨询顾问。特别是我们的解剖病理学报告，既是这种沟通的证明，又是患者电子病历的重要组成部分。为了让临床医生能够为患者选择最佳的管理方案，病理报告必须准确、清晰，并确定无疑地传达病理结果。在解剖病理学报告中，特别是在细胞病理学报告中，我们对相同的病理学表现使用了"可疑""不确定"或"非典型"等不同术语。不同的病理医生和医疗机构对这些意义含糊的术语的使用也不统一，这令临床医生和患者感到困惑，后者现在也常常可以看到他们的报告。临床和病理医生都认识到需要制订更加标准化的术语来报告细胞病理学结果，并教育临床医生熟悉这些术语。这个问题当然不是细胞病理学报告所独有，尽管外科病理学也在尝试加强报告的完整性（例如肿瘤分期总结等），仍有多达30%的报告可能会被临床医生误解，很大程度上这要归咎于病理医生的措辞不一致。

始成于1988年的宫颈细胞学术语贝塞斯达系统（the Bethesda System，TBS）引领了细胞病理学标准化报告之路。TBS提出了标本满意度问题，建立了形态学与疾病进展生物学之间的关联，"集合"了生物学上等同的疾病，并认识到有必要根据组织病理学和临床结局来提高意义含糊的"非典型"类别判读的观察者间可重复性。经过初期所遭到的国际社会冷遇之后，TBS最终获得了广泛的国际认可，促成了标准化术语和相应管理指南的建立，并获得了研究资助。TBS业已成为后续甲状腺和胰腺细胞病理学标准化报告共识，以及成为人乳头瘤病毒（human papillomavirus，HPV）相关的下生殖道疾病组织病理学报告术语的制订范本。为维护其目标并保持与实践的相关性，宫颈细胞学TBS历年来持续更新，最新版已于2014年完成。在非妇科细胞学报告领域，美国病理学家协会描述了高质量非妇科细胞学报告的要素，并鼓励使用标准化的非妇科术语。

在许多医疗机构的细胞病理学实际工作中，尿细胞学在非妇科细胞学日常工作量中占有较大比例,虽程度不一。尽管已阐明尿路上皮癌有 2 种致病途径,并已制订基于风险的预后分类,尿细胞学报告术语仍不统一且相当复杂。在 1988 年宫颈细胞学 TBS 以及 2007 年甲状腺细胞学 TBS 面世之前,巴氏涂片和甲状腺细针穿刺(fine-needle aspiration,FNA)都有类似的术语问题。2004 年巴氏细胞病理学协会首次提出了尿细胞病理学报告推荐,但在实际工作中没有得到广泛实施。

　　2013 年 5 月在巴黎召开的国际细胞学大会上,形成了制订尿细胞病理学巴黎报告系统的构想。在历经 2 年的这场重大的模式变革中,随着国际细胞病理学和泌尿学界的支持投入,Rosenthal 和 Wojcik 医生领导巴黎系统工作组成功建立了相关共识。有鉴于 TBS 先前的经验,巴黎系统工作组认识到纳入国际成员的重要性,以便使术语迅速获得全球范围的认可。

　　共识是通过 10 个小组中每一组间的频繁电子邮件和电话会议来达成的。整个工作组共有 49 名成员,其中 28 名来自美国的 12 个州,21 名来自其他 9 国,包括加拿大、法国、意大利、日本、韩国、卢森堡、斯洛文尼亚、瑞士和英国。为了便于国际细胞学团体的参与,由国际细胞学会和美国细胞病理学协会在线发布的网站立场声明已被翻译成中文、韩文和日文。在国家级和国际级会议中报告的大量临床研究论文开始填补我们对全球范围内尿细胞学现状的认识空白。对尿细胞学的这场兴趣爆发无疑是巴黎系统启动的直接结果。努力巅峰到达之际即本书出版之时,这本"贝塞斯达"类型的图谱详述了巴黎系统的定义、标准和解释说明,并提供了相应的图像。

　　代表美国细胞病理学协会和国际细胞学会,我们对于支持了这一亟须制订的共识感到自豪,我们确信巴黎系统的采用和实施将使尿细胞病理学报告和患者管理更具一致性。

美国伊利诺伊州芝加哥　　　　　　　　　　　　　　　　**Ritu Nayar,M.D.**
　　　　　　　　　　　　　　　　　　　　　　　　　　西北大学范伯格医学院

法国维勒瑞夫　　　　　　　　　　**Philippe Vielh,M.D.,Ph.D,F.I.A.C.**
　　　　　　　　　　　　　　　　　　　　　　　古斯塔夫鲁西癌症研究所

（薛德彬　译）

原著序二

本书是一群细胞病理医生、细胞学技师、外科病理医生和泌尿外科医生坚定不移长期努力的结果,他们致力于制订尿液标本的定义、描述和系统化分类。对于多年来尿细胞学所遭受的困扰予以简单讨论便可明了本书的重要性。

尿液用于诊断人类疾病古已有之,早在组织学之前就被用于检测泌尿道肿瘤。然而,尽管尿细胞学是临床评估泌尿系统症状不可或缺的组成,它仍然没有得到应有的重视。其缺点在于缺乏敏感性,特别是自排尿检测低级别肿瘤灵敏度很低,上述缺点促使人们不断寻找辅助方法。

之所以认为尿细胞学对于大多数膀胱肿瘤的检测价值较低,应归咎于2个主要因素:恶性肿瘤的传统定义,以及临床医生坚持将所有尿路上皮肿瘤贴上"膀胱癌"的标签。历史上,医学所采用的恶性肿瘤定义绝大多数来自20世纪之前的大体形态学概念,当肿瘤显示有局部侵袭和远处播散等危及生命的倾向时,即被诊断为恶性。尿路上皮恶性肿瘤的定义则有一细微而重要的变化,即当侵犯黏膜下组织或复发时被视为恶性。尿路上皮恶性肿瘤的定义(不同于分级)并非根据肿瘤细胞的间变程度来确立,而在其他系统中间变是恶性肿瘤的标志。

尽管概念上出现了脱节,由缺乏间变的细胞所组成的病变被判为癌的分类出现了,而间变恰是细胞学提示恶性的特征。继而,临床医生开始习惯于将所有尿路上皮肿瘤当成"膀胱癌"。尿细胞学因难以将缺乏间变性的肿瘤细胞可靠检出而被视为一种有缺陷的方法。因此,希望将组织学和细胞学评估术语精确关联起来的尝试虽然值得称赞,但却以溃败告终,原因即在于最低级别的尿路上皮肿瘤临床和形态学上皆非恶性。如前所述,它们既不侵犯也不显示细胞间变。细胞学检查时,尿液标本中这些低级别病变缺乏可被识别为"膀胱癌"的特征。这些概念性问题令尿细胞病理学在患者就医过程中的价值趋于边缘化,并很可能因此导致这一学科相对缺乏文献且鲜有力图使之标准化的努力。尿细胞病理学难以检测的非侵袭性病变却是患者被告知的"癌症",这一缺点促使人们不断努力开发更灵敏的技术,这种努力往往忽略了一个事实:尿细胞学是目前可以鉴别侵袭性致命性癌与非浸润性惰性病变的唯一方法。

很多辅助检查被开发用于检测"膀胱癌",但在临床实践中只有少数被接受。如果应用于由形态正常的细胞组成的标本,所有这些辅助检查都实现了灵敏度提高的期望,但却牺牲了阳性预测值,即诊断准确性,且无一能够区分低级别非侵袭性肿瘤与高级别致命性癌。这些方法的常规使用均未获得美国泌尿外科学会或欧洲泌尿外科学会的推荐。

已知的尿细胞学不足之处实际上是一种力量,因为低级别尿路上皮肿瘤易于被有经验的内镜医生发现,且无侵袭性。相反,有经验的细胞病理医生能在满意标本中检测出高级别癌,阳性预测值大于85%。识别这些病变对于膀胱镜表现可能正常或膀胱灌注治疗后出现弥漫性结节的患者特别有益。

尿细胞学与患者诊治仍有高度相关性。对于治疗后患者,这是重要的监测手段,也是区分低级别病变与高级别尿路上皮癌的唯一无创性方法。有别于既往著作趋于成为反映个体研究和观点的专著,本书包含了国际专家们在学科各个方面所作出的贡献。这是历经多月的磋商、讨论和分析新旧研究的结果。《尿细胞学巴黎报告系统》对患者诊治作出了重大贡献。对细胞病理学界而言,本书理当成为有价值的参考资料,也是促进科学研究的助跳板。

美国佛罗里达州盖恩斯维尔　　　　　　　　　　**William M. Murphy, M.D.**
佛罗里达大学
病理、免疫和实验医学系

（薛德彬　译）

原著致谢

献给我的丈夫比尔,他让我明白与膀胱癌共存是什么样的生活。

Dorothy L. Rosenthal

献给我生命中的男人:我的丈夫迈克,还有我的儿子亚当和马克。

Eva M. Wojcik

献给我的妻子蒂娜,教我跳舞的那位。

Daniel F.I. Kurtycz

（薛德彬　译）

缩略语

AdCa	Adenocarcinoma	腺癌
AMACR	Alpha-methylacyl-coA racemase	α - 甲基酰基辅酶 A 消旋酶
ASC	American Society of Cytopathology	美国细胞病理学会
AUC	Atypical urothelial cells	非典型尿路上皮细胞
AUTF	Atypical urothelial tissue fragments	非典型尿路上皮组织片段
BCG	Bacillus Calmette-Guerin	卡介苗
BUTF	Benign urothelial tissue fragments	良性尿路上皮组织片段
CAP	College of American Pathologists	美国病理医师协会
CEP	Chromosome enumeration probes	染色体计数探针 / 着丝粒探针
CIS	Carcinoma in situ	原位癌
CS	CytoSpin™	一种细胞离心制片技术
DAPI	4,6-diamidino,2-phenylindole dihydrochloride	4,6- 二脒基 -2- 苯基吲哚二盐酸盐
DS	Direct smear	直接涂片
ERG	ETS-related gene	ETS 相关基因
FDA	U.S. Food and Drug Administration	美国食品药品管理局
FISH	Fluorescence in situ hybridization	荧光原位杂交
H&E	Hematoxylin and eosin stain	苏木素和伊红染色
HGUC	High grade urothelial carcinoma	高级别尿路上皮癌
HPV	Human papillomavirus	人乳头瘤病毒
IAC	International Academy of Cytology	国际细胞学会
ISUP	International Society of Urological Pathology	国际泌尿病理学会
LBP	Liquid-based preparations	液基制片
LCNEC	Large cell neuroendocrine carcinoma	大细胞神经内分泌癌
LGPUC	Low grade papillary urothelial carcinoma	低级别乳头状尿路上皮癌
LGPUN	Low grade papillary urothelial neoplasm	低级别乳头状尿路上皮肿瘤

LGUC	Low grade urothelial carcinoma	低级别尿路上皮癌
LGUN	Low grade urothelial neoplasia	低级别尿路上皮肿瘤
LSI	Locus specific identifier	位点特异性识别探针
N/C	Nuclear to cytoplasmic ratio	核质比
NE	Neuroendocrine	神经内分泌
NEC	Neuroendocrine carcinoma	神经内分泌癌
NHGUC	Negative for high grade urothelial carcinoma	未见高级别尿路上皮癌
non-UC	Non-urothelial carcinoma	非尿路上皮癌
NOS	Not otherwise specified	非特指
PSC	Papanicolaou Society of Cytopathology	巴氏细胞病理学会
PUNLMP	Papillary urothelial neoplasm of low malignant potential	低度恶性潜能乳头状尿路上皮肿瘤
RCC	Renal cell carcinoma	肾细胞癌
SHGUC	Suspicious for high grade urothelial carcinoma	可疑高级别尿路上皮癌
SMA	Smooth muscle actin	平滑肌肌动蛋白
SmCC	Small cell carcinoma	小细胞癌
SP	SurePath™ LBP	超柏(SurePath)液基制片技术
SqCC	Squamous cell carcinoma	鳞状细胞癌
TP	ThinPrep™	新柏氏(ThinPrep)液基制片技术
TTF	True tissue fragment	真性组织片段
TTF-1	Thyroid transcription factor-1	甲状腺转录因子 -1
U-FISH	UroVysion™ fluorescence in situ hybridization	一种尿细胞荧光原位杂交技术
UC	Urothelial carcinoma	尿路上皮癌
UTF	Urothelial tissue fragments	尿路上皮组织片段
UUT	Upper urinary tract	上尿道
WHO	World Health Organization	世界卫生组织

（薛德彬　译）

染色：所有图片均为巴氏染色，除非特别说明。

目录

第 1 章　尿路上皮癌的发病机制 ……………………………………………………… 1

第 2 章　尿液标本的满意度评估(满意度) ……………………………………… 5

第 3 章　未见高级别尿路上皮癌(阴性) ………………………………………… 11

第 4 章　非典型尿路上皮细胞(AUC) …………………………………………… 35

第 5 章　可疑高级别尿路上皮癌(可疑) ………………………………………… 45

第 6 章　高级别尿路上皮癌(HGUC) …………………………………………… 56

第 7 章　低级别尿路上皮肿瘤(LGUC) ………………………………………… 69

第 8 章　其他原发性和转移性恶性肿瘤及杂类病变 ……………………………… 79

第 9 章　尿细胞学辅助检查 ……………………………………………………… 105

第 10 章　细胞学制片技术 ………………………………………………………… 125

第 11 章　临床处理 ……………………………………………………………… 131

后记:尿细胞学巴黎报告系统 …………………………………………………… 138

索引 ……………………………………………………………………………… 141

第1章 尿路上皮癌的发病机制

Eva M. Wojcik, Stefan E. Pambuccian

背景

想要获得成功并能应用于日常实践的任何报告系统都必须建立在共识、证据、包容、认可和理解的基础上[1]。使用这份报告系统的任何人都应该有机会参与系统的创建和验证。此外,必须遵循的重要原则是理解报告系统所适用的疾病或病变,并理解报告系统所提出的诊断类别的临床含义。

尿细胞学的主要目的是检测有重要临床意义的尿路上皮癌,即高级别尿路上皮癌(HGUC)。因此,理解这一疾病,尤其是理解其发病机制,对尿细胞学巴黎报告系统(简称巴黎系统)的创建过程至关重要。

尿路上皮肿瘤性转化的 2 种途径

多年来已知尿路上皮癌有 2 种不同的致病途径[2-12]:增生途径和异型增生途径,其简化的要点见图 1.1。最近,一些学者提出另一种途径,即增生 / 异型增生途径[12,13],该途径兼有增生和异型增生途径的分子异常,即兼有成纤维细胞生长因子受体 3(fibroblast growth factor receptor 3,*FGFR3*)和 *p53* 基因(*TP53*)的异常。为简明起见,我们将此假定的第 3 种途径与异型增生途径相合并。增生途径更常见,约占所有病例的 80%,始于尿路上皮增生,后者进展为低级别尿路上皮癌(LGUC)。在 LGUC 的发生过程中,最早出现的分子改变之一是 *CDKN2A*(细胞周期蛋白依赖性激酶抑制剂 2A)基因缺失,该基因位于第 9 号染色体短臂,编码 p16^{INK4A} 蛋白。该途径遗传稳定,以 *FGFR3* 改变为特征,特别是 *FGFR3* 的激活性点突变,后者见于 80% 以上的 LGUC[12]。此类肿瘤的特点是复发率高,但无侵袭性[14]。

第 2 种途径为异型增生途径,更为少见,约 20% 的尿路上皮癌的形成与此有关。此途径导致高级别尿路上皮肿瘤。它始于异型增生,可进展为高级

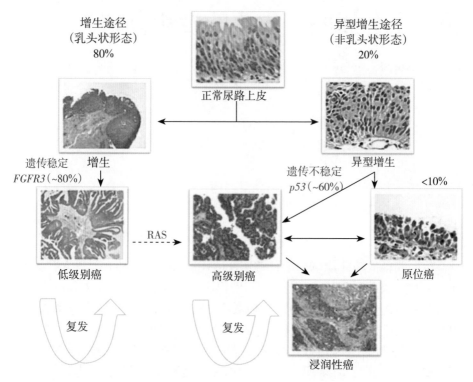

图 1.1　尿路上皮 2 种主要致癌途径的简图:注意 2 种途径都常见复发,但侵袭性疾病仅见于异型增生途径(HGUC);虚线为一种尚存疑问的 LGUC 向 HGUC 转化的途径

别乳头状肿瘤,亦可有少数病例进展为平坦型尿路上皮癌(原位癌)。HGUC 也有高复发率,但最重要的是有发生肌层浸润的高风险,即形成 T2、T3 和 T4 期肿瘤伴淋巴结及全身转移。该途径遗传不稳定,并有许多附加突变,其中最有意义的是 *TP53* 的失活突变,这类肿瘤中约 60% 可见此改变。

　　重要的是,异型增生途径伴有的关键性分子异常,尤其与高级别、高分期尿路上皮癌密切相关的 *TP53* 突变,与增生途径的特征性分子异常基本上是相互排斥的[13]。

　　历史上认为 LGUC 在增生途径的某个位点会获得更多突变,特别是 *RAS* 突变,并会进展为 HGUC[15]。一般认为,其进展率约为 10%。然而,最近研究表明非浸润性 LGUC(Ta 期)的进展率非常低(小于 1%~5%)[16]。此外,被认为是进展至高级别肿瘤所必需的 *RAS*(*HRAS* 和 *KRAS*)突变与低级别途径中特征性的 *FGFR3* 突变相互排斥[12]。这可能提示 2 条途径彼此完全分离。如果能证实其正确性,那么低级别和高级别癌可能代表 2 种完全不同的疾病。这一发现可能具有重大的临床意义,鉴于已经有观点认为起源于增生途径的低级别肿瘤甚至不应被称为"癌"。除所有这些致病因素的考虑之外,真正有临床意义的尿路上皮肿瘤是能浸润深肌层的肿瘤,即 HGUC。

因此,巴黎系统的指导性原则是检测 HGUC。遵循该原则,阴性类别包括反应性改变、感染和非肿瘤病变,以及那些可能存在某些低级别尿路上皮肿瘤的细胞学特征但未见 HGUC 的病例。因此,阴性诊断类别的名称被提议为"未见高级别尿路上皮癌(NHGUC)"。尽管我们努力去检测所有的高级别尿路上皮肿瘤,但我们认识到总有些病例无法给出确切的诊断。因此,我们在巴黎系统中包括了"非典型尿路上皮细胞(AUC)"和"可疑高级别尿路上皮癌(SHGUC)"的类别。重要的是,要理解 SHGUC 和 HGUC 这 2 个类别的差异是定量性质的,因为这 2 个类别的诊断特征是基于相似的形态学表现。

虽然 LGUC 的诊断不是巴黎系统的主要目标,但巴黎系统仍包括一个单独的诊断类别用于低级别尿路上皮肿瘤(LGUN)的细胞学特征出现的情况(见第 7 章)。我们认为 LGUC 的细胞学诊断偶可为之,必须仅限于出现明确的纤维血管轴心且无细胞非典型性的情况。否则,当细胞学高度怀疑低级别病变和 / 或出现乳头状病变(由膀胱镜和 / 或活检发现),LGUN 的诊断可以放在NHGUC 的总体分类中,把 LGUN 作为次要诊断。

（苏　丹　徐海苗　译）

参考文献

1. Ali SZ, Leteurtre E. The official nomenclature and terminologies in diagnostic cytopathology: history, evolution, applicability and future. Ann Pathol. 2012;32:e3–7. 389–93.
2. Koss LG. Bladder cancer from a perspective of 40 years. J Cell Biochem Suppl. 1992;16I:23–9.
3. Spruck III CH, Ohneseit PF, Gonzalez-Zulueta M, et al. Two molecular pathways to transitional cell carcinoma of the bladder. Cancer Res. 1994;54:784–8.
4. Wu XR. Urothelial tumorigenesis: a tale of divergent pathways. Nat Rev Cancer. 2005;5:713–25.
5. Knowles MA. Molecular subtypes of bladder cancer: Jekyll and Hyde or chalk and cheese? Carcinogenesis. 2006;27:361–73.
6. Cordon-Cardo C. Molecular alterations associated with bladder cancer initiation and progression. Scand J Urol Nephrol Suppl. 2008;218:154–65.
7. Castillo-Martin M, Domingo-Domenech J, Karni-Schmidt O, Matos T, Cordon-Cardo C. Molecular pathways of urothelial development and bladder tumorigenesis. Urol Oncol. 2010;28:401–8.
8. Pollard C, Smith SC, Theodorescu D. Molecular genesis of non-muscle-invasive urothelial carcinoma (NMIUC). Expert Rev Mol Med. 2010;12:e10.
9. Cheng L, Zhang S, MacLennan GT, Williamson SR, Lopez-Beltran A, Montironi R. Bladder cancer: translating molecular genetic insights into clinical practice. Hum Pathol. 2011;42:455–81.
10. Al Hussain TO, Akhtar M. Molecular basis of urinary bladder cancer. Adv Anat Pathol.

2013;20:53–60.

11. Netto GJ. Molecular genetics and genomics progress in urothelial bladder cancer. Semin Diagn Pathol. 2013;30:313–20.

12. Knowles MA, Hurst CD. Molecular biology of bladder cancer: new insights into pathogenesis and clinical diversity. Nat Rev Cancer. 2015;15:25–41.

13. Seront E, Machiels JP. Molecular biology and targeted therapies for urothelial carcinoma. Cancer Treat Rev. 2015;41:341–53.

14. Amin MB, Smith SC, Reuter VE, et al. Update for the practicing pathologist: the international consultation on urologic disease—European Association of Urology consultation on bladder cancer. Mod Pathol. 2015;28:612–30.

15. Shinohara N, Koyanagi T. Ras signal transduction in carcinogenesis and progression of bladder cancer: molecular target for treatment? Urol Res. 2002;30:273–81.

16. Nielsen ME, Smith AB, Meyer AM, et al. Trends in stage-specific incidence rates for urothelial carcinoma of the bladder in the United States: 1988 to 2006. Cancer. 2014;120:86–95.

第 2 章 尿液标本的满意度评估（满意度）

Matthew T. Olson，Güliz A. Barkan，Monique Courtade-Saïdi，
Z. Laura Tabatabai，Yuji Tokuda，Toyonori Tsuzuki，Christopher J. VandenBussche

引言

　　细胞病理学所有领域内标本满意度都是分歧和争议的一种来源,泌尿道标本也不例外。事实上,这是 2 个病理医生判读同一个细胞学标本时出现诊断不一致的最常见原因之一[1]。然而,与其他诊断细胞学系统不同,尿液分析是多种人为因素和实验室因素之间相互作用的复杂结果。在广为使用一些商品化的细胞保存液和制片设备之外,细胞学标本保存和制备尚未完全标准化。至少还有另外 3 个分析前阶段的标本因素可能影响泌尿道细胞学的诊断效能,并可能扰乱标本满意度的判定,即采集方法、细胞量和尿量。因此,为了恰当地评估标本满意度,这些因素的每一个都必须予以考虑并兼顾其他所有因素。这是尿细胞学巴黎报告系统(简称巴黎系统)标本满意度评估的精髓。

　　细胞病理医生必须对标本满意度进行探讨,因为人们通常错误地认为细胞学标本阴性预测值低。这是由若干原因造成的,其中主要的因素是不可避免地使用取样有限的细胞学标本进行诊断推论。对泌尿道取样予以数字化描述的话,健康人群膀胱最大容量平均值约为 600ml。由于近似球形,膀胱内表面积约为 $350cm^2(350 \times 10^{-4}m^2)$。尿路上皮细胞平均直径约为 $20\mu m$,或者说其二维表面积约为 $314\mu m^2(314 \times 10^{-12}m^2)$。尿路上皮约有 5 层细胞的厚度,所以膀胱内表面被覆的尿路上皮细胞总数约为 $10^8 \sim 10^9$ 个。因此,即使是高度富于细胞的尿液标本也仅含有膀胱内衬尿路上皮细胞的极小部分,并且可能不含或仅有极少的异常细胞。按这种方式考虑,假阴性结果是标本取样不足这一固有缺陷所产生的随机而不可避免的副产物。因为泌尿道标本存在取样量大小的变化,我们必须确定检测标本中出现的良性细胞的数量,以便有信心宣

称其余尿路上皮亦为良性。

标本满意度的评估方法

在本章中,术语"满意度"是指标本的可用性,即是否适用于诊断或怀疑尿路上皮癌。正因如此,1 份仅有中性粒细胞的取自急性细菌性膀胱炎病例的尿液标本可能不足以评估尿路上皮癌,但足以完美地解答一个特殊的非肿瘤性临床问题。用于诊断尿路上皮癌的尿液标本的满意度取决于 4 个相互作用的标本因素:采集方法、细胞量、尿量和细胞形态。在这些因素中,应首先考虑细胞形态,因为出现任何非典型、可疑或恶性证据的标本本身即为满意标本,不论采集方法、细胞量或尿量如何。因此,未发现病变时,标本满意度的判断才是最有意义的。在这种情况下,满意度分类需考虑标本的其他特征——采集方法、细胞量和尿量。

鉴于尿细胞学的开展现状,关于采集方法、细胞量和尿量的作用,以及规定的文献较为有限且观点不一,阻碍了循证共识指南的建立。因此,巴黎系统推荐的满意度评估是围绕着图 2.1 所示的满意度评估方法展开的。该评估方法有 3 个目的。首先是在巴黎系统中阐述采集方法、细胞量和尿量三者的相互关系。其次是指导各个实验室根据自己的实际情况对满意度评估方法的每个环节进行验证并制订适当的界值。最后,终极目的是为今后所有的尿液标本满意度研究提供框架,使每个决策点都有明确的证据基础,以支持基于不同采集方法的标本尿量和细胞量的界值共识的制订。

目前,满意度评估方法没有考虑制备泌尿道标本所用的方法。这是刻意为之,因为这方面的证据尚不完整(见第 10 章)。鉴于妇科细胞病理学满意度标准按标本制备类型不同而有确切差异,我们期望看到满意度评估方法中每个环节,也能根据不同的标本制备类型制订出相应的界值。然而,无论任何实验室采用任何标本制备方法,满意度评估的通用方法应该一致。

尿量和满意度

有一种普遍的误解,认为体液中的细胞是均质溶液中的溶质。然而,尿液是非溶质颗粒的非均质性混合物,含有晶体、微生物、退变的细胞碎屑和细胞。尿液之所以为非均质性,是因为颗粒物在液体中的不均匀分布。细胞的密度高于大多数水溶液,所以会下沉。因为最先排出的尿液没有被采集在取样容器中,或因为尿液倾倒转移不慎,以致仅有无细胞或少细胞的上清液被检查,结果将不理想。

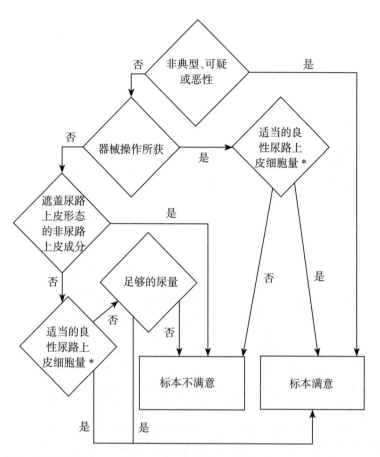

图 2.1　标本满意度评估方法,显示巴黎系统对标本来源、细胞学诊断、尿量、尿路上皮细胞量和遮盖因素之间恰当关系的描述和相关建议。遮盖因素包括非尿路上皮细胞,如阴道污染物、细菌、急性炎症、精子和结晶,这些物质量多时可掩盖尿路上皮细胞及其特征。*:良性尿路上皮细胞量的适宜界值对于器械操作和非器械操作获取的尿液标本均需验证

　　在满意度评估方法中,只有自排尿需要考虑尿量因素,原因很明显:器械操作获取的泌尿道标本(下文简称"器械尿")之尿量受人为控制,其满意度取决于操作人员的技能和细胞量。相反,对于自排尿,尿量很重要,有 2 个主要原因(图 2.2)。首先,至少有一项研究表明[2],尿量少和恶性诊断率低之间存在明确的相关性,提示在尿量少的标本中一些良性诊断可能是由于自排尿取样不足,而非无疾病所导致。这种现象在体腔积液细胞学中是众所周知的,恶性检出率的差异可高达 5 倍,唯一可解释的是送检标本量。其次,实验室收到的尿液的体积可反映标本采集过程中某些环节的操作状态。一项研究表明,用 SurePath(SP)系统制备新鲜未固定的自排尿时,30ml 的界值是合适的[2]。

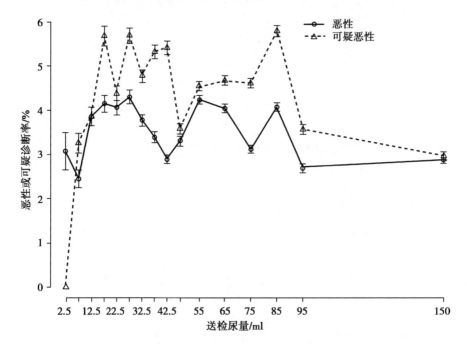

图 2.2　人口学特征可比较的人群的恶性和可疑诊断率与尿量之间的关系。尿量值最低的标本组中没有可疑诊断，随尿量值增大至 15ml 为中心的数值区间，可疑诊断率几乎呈线性增加。与收到少于 5ml 的尿液相比，收到超过 15ml 的尿液标本可疑诊断率增加近 2 倍。恶性诊断率的全局最大值出现在尿量中心值为 27.5ml 的标本组（范围：25~30ml），可疑诊断率的局部最大值也出现在该组。可疑诊断率曲线的全局最大值（5.8，95% 可信区间为 5.6~5.9）出现在中心值 85ml 组，局部最大值（5.7，95% 可信区间为 5.5~5.9）出现在中心值 27.5ml 组，两者之间的差异无统计学意义。基于这一分析，我们得出结论，SP 制备的尿液标本至少需要 30ml 才能认为标本量完全足够。（引自 VandenBussche 等的论文[2]，已获 John Wiley & Sons 许可，版权所有 ©1999—2015 John Wiley & Sons, Inc.）

对于自排尿，虽然尿量是满意度评估的一个重要因素，但显然不是使标本失去评估资格的先验理由。这样做会导致丢弃可能存在诊断结果的尿量少的标本。在满意度评估方法中，比尿量优先考虑的显微镜下评价因素有 2 个：发现非典型、可疑恶性或恶性细胞；或发现足够数量的良性尿路上皮细胞。但足量良性细胞的确切数字标准尚未严格制订。另外，在标本处理和检查之前，现有技术只能约略估计尿路上皮含量，所以实验室不应仅根据尿量拒收尿液标本。

器械操作获取的泌尿道细胞学标本的满意度评估

器械操作获取的泌尿道标本是尿路上皮细胞因外力作用而脱落的标本，

包括膀胱冲洗液(偶称为"往返吸注"标本)。其他器械获得的尿路标本为来自尿道、输尿管和肾盂的冲洗液和刷取标本。其中,大多数实验室最常见的标本类型是膀胱冲洗液[3]。

器械获取的尿路标本的细胞量可能会受到各种技术因素的影响,包括膀胱镜医生的技能、冲洗的方法、冲洗膀胱的液体量,以及膀胱镜到黏膜的距离等。尽管可能难以控制这些因素,但制订满意度标准会提醒临床医生标本中细胞量不足,并因此很可能出现假阴性诊断。

与自排尿相比,膀胱冲洗液的容量取决于灌注到膀胱中的液体量,没有非尿路上皮细胞污染,细胞量通常更多。这些特点可能是其灵敏度更高的原因[4],但也提示需要制订独立于尿量的满意度标准。根据梯度稀释研究[5]或有手术切除随访的细胞学标本的回顾性研究获得的证据[6],宫颈细胞学[5]和甲状腺细针穿刺细胞学[6]已建立起基于标本细胞量的定量满意度标准。迄今为止只有一项研究将这 2 种方法都应用于膀胱冲洗液,以便建立用 ThinPrep (TP)方法制备的膀胱冲洗液的细胞量满意度标准[7]。该研究中,满意的膀胱冲洗液标本被定义为每 10 个高倍视野至少有 20 个保存完好、适合观察的尿路上皮细胞。此界值仅适用于没有遮盖因素的情况。存在过多的有遮盖作用的润滑剂、炎症细胞或红细胞并遮盖尿路上皮细胞时应判读为"标本不满意 / 无法诊断"。标本中每 10 个高倍视野中有 10~20 个保存完好、适合观察的尿路上皮细胞,判读为"标本满意但细胞量有限"。标本中每 10 个高倍视野中少于 10 个保存完好、适合观察的尿路上皮细胞,判读为"标本不满意 / 无法诊断"。由于这些阈值来自 TP 方法,需要对其他标本制备的方法进行研究。同样因为这些研究来自膀胱冲洗液,自排尿的满意度标准尚无严格定义。一旦获得自排尿的数据,所制订的标准将能反映证据,并为满意度评估提供确凿的定量数据。

次优满意度类别

满意度评估最不确定的一点是评价良性尿路上皮细胞量不足但尿量充足的自排尿标本。目前尚无证据支持或反驳是否有必要要求自排尿中出现良性尿路上皮细胞。在许多实际工作中,除了尿路上皮细胞量不足以外,满足其他满意度标准的标本称为"次优满意度"。虽然数据规模小,局限于来自单一实验室的一组数据,但是有研究表明该类别的使用似乎有所价值;患者返回并重复提供的尿样通常会是完全满意的标本,其中一些会有诊断性发现[2]。

建议

尿液标本满意度评估这个主题几乎没有坚实的质量数据。因此,巴黎系统中满意度建议是以满意度评估方法为中心的。当每个决策点都得到适当验证,该评估方法将会提高不同实验室的报告标准化程度和报告质量。如果今后文献能获得定量性验证结果,我们期望该算法能采用更明确的质量规范,从而对所有尿液标本执行统一的满意度评估标准。

（苏 丹　徐海苗　译）

参考文献

1. Olson MT, Boonyaarunnate T, Aragon Han P, Umbricht CB, Ali SZ, Zeiger MA. A tertiary center's experience with second review of 3885 thyroid cytopathology specimens. J Clin Endocrinol Metab. 2013;98:1450–7.
2. VandenBussche CJ, Rosenthal DL, Olson MT. A minimum volume of 30 mL is necessary to ensure that a voided urine specimen is benign: a retrospective review of 15,731 cases. Cancer Cytopathol. DOI: 10.1002/cncy.21634 and PubMed ID: 26524350.
3. Barkan GA, Tabatabai ZL, Sturgis C, Kurtycz DF, Souers RJ, Nayar R. In preparation for The Paris System for Reporting Urinary Tract Cytopathology (TPSRUTC): observations from the 2014 supplemental questionnaire of the College of American Pathologists (CAP) Cytopathology Interlaboratory Comparison Program (CICP) (abstract). Lab Invest. 2015;95 Suppl 1:83A.
4. Murphy WM, Crabtree WN, Jukkola AF, Soloway MS. The diagnostic value of urine versus bladder washing in patients with bladder cancer. J Urol. 1981;126:320–2.
5. Studeman KD, Ioffe OB, Puszkiewicz J, Sauvegeot J, Henry MR. Effect of cellularity on the sensitivity of detecting squamous lesions in liquid-based cervical cytology. Acta Cytol. 2003;47:605–10.
6. Michael CW, Pang Y, Pu RT, Hasteh F, Griffith KA. Cellular adequacy for thyroid aspirates prepared by ThinPrep: how many cells are needed? Diagn Cytopathol. 2007;35:792–7.
7. Prather J, Arville B, Chatt G, Pambuccian SE, Wojcik EM, Quek ML, Barkan GA. Evidence-based adequacy criteria for urinary bladder barbotage cytology. J Am Soc Cytopathol. 2015;4:57–62.

第3章 未见高级别尿路上皮癌(阴性)

Dorothy L. Rosenthal, Michael B. Cohen,
Hui Guan, Christopher L. Owens, Yuji Tokuda, Eva M. Wojcik

背景

许多细胞学报告系统认为"阴性"类别仅有来自身体特定部位而无任何变化的正常细胞。其他任何轻微的改变都放在"非典型类别"。如果巴黎系统工作组遵循这个前提,那么"非典型类别"就会太过宽泛,以致没有临床应用价值[1]。

在《妇科细胞学贝塞斯达报告系统》的引领下,根据现有研究,巴黎系统在阴性类别中纳入了所有不会招致高级别尿路上皮癌(HGUC)高发风险的疾病实体。因此,如果能识别导致尿路上皮细胞发生特定形态学改变的原因,并且该原因与恶性无关,例如放射线诱导的"非典型性",这些病例最好分类为"未见高级别尿路上皮癌(NHGUC)",而不是非典型,除非标本中还有其他细胞改变符合非典型的定义。而且,巴黎系统的目标是找出有 HGUC 风险的病例。因此,NHGUC 类别通过声明"未见高级别尿路上皮癌"来强调该目标。

最近发表的一篇文献[2]综述了那些具有可辨性细胞学改变但对患者没有肿瘤威胁的病变。本章包括了那些具有非肿瘤性表型的形态学改变。那些可能和肿瘤相关的病变会被指出纳入阴性和非典型类别,并加以适当的附注。

1. 良性细胞学改变:

(a) 良性 / 反应性尿路上皮细胞、鳞状细胞和腺细胞。

(b) 非器械和器械获取标本中无形态改变的真性组织片段(true tissue fragment, TTF)和细胞簇。

(c) 膀胱和肾结石引起的改变。

(d) 病毒介导的细胞病变效应,尤其是多瘤(BK)病毒,除非伴有细胞非典型性。

　　(e) 膀胱灌注治疗后改变,尤其是卡介苗(BCG)。

　　(f) 非膀胱疾病的治疗后改变,例如其他恶性肿瘤的盆腔放疗;可能影响尿路上皮的全身性化疗,例如环磷酰胺。

　　(g) 膀胱切除术后尿流改道导致肠上皮细胞出现。

　　(h) 非预期的正常细胞,例如精子、精囊细胞、来自女性生殖道的细胞。

　　2. 如果病史不能提供临床相关性,则使用辅助检查来确定病原体。

NHGUC 的定义

　　无论是自排尿还是器械尿,如果标本中出现以下任何成分,可能被视为良性,即 NHGUC:

- 良性尿路上皮细胞、腺细胞和鳞状细胞
- 良性尿路上皮组织片段(BUTF)和成片或成簇尿路上皮细胞
- 结石相关改变
- 病毒介导的细胞病变效应;多瘤病毒(BK 病毒——诱饵细胞)
- 治疗后改变,包括因尿流改道出现的上皮细胞

NHGUC 成分的标准

良性表层尿路上皮细胞(伞细胞)

　　“良性 / 反应性表层尿路上皮细胞(伞细胞、帽细胞或圆顶细胞)”的命名适用于评估满意的尿液标本,由体积大的表层尿路上皮细胞组成(图 3.1a~图 3.1c)。

　　表层细胞体积大,形状像伞的顶盖,腔面呈圆形(凸形),与下方的中层细胞交界处呈扇贝形(凹形),有时中层细胞附于伞细胞上。胞质丰富,空泡状或泡沫状,不要误认为是挖空细胞。常有双核或多核,或有单个大核。核居中,圆形到椭圆形,核膜光滑。染色质细腻,偶有一个明显的染色中心 / 核仁。核质比特征性地较低。

　　相比之下,中层尿路上皮细胞的细胞核大小和特征与表层细胞基本相同,但细胞质更少,因而核质比更高(图 3.2)。因其不如表层细胞成熟,其核染色质可能比随处可见的表层细胞粗糙一些,但核膜薄而均匀、染色质分布一致,支持其为完全良性的状态。细胞质不像表层细胞那样空泡化,但并非完全不透明(均质的),后者被视为低级别尿路上皮肿瘤(LGUN)的特征[3-6]。

图 3.1　表层尿路上皮细胞（伞细胞）。a.伞细胞体积大，含有丰富的泡沫状胞质，低核质比。核淡染，含有细颗粒状染色质。核仁可能明显，但不提示任何异常。多核者常见，特别是器械尿（冲洗液，TP，中倍）。b.除了表层（伞）细胞之外，可见成簇的较小细胞（箭头）。与伞细胞核相比，其核更深染、略小，但核圆，核膜光滑，结构单一。胞质较少，因而核质比较高（冲洗液，TP，中倍）。c.这些真性组织片段（TTF）清晰地显示了"伞"细胞。根据定义，它们是膀胱的最表层细胞，像一把伞，覆盖在其他尿路上皮细胞之上。它们的细胞核和细胞质特征与其他上皮细胞一样，但除此以外胞质边缘有部分增厚，增厚区不覆盖细胞全部周边。这样构成了不对称的单位膜，提供了有毒尿液和血液之间的屏障（冲洗液，CS，中倍）

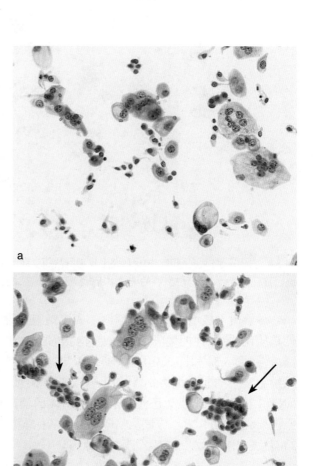

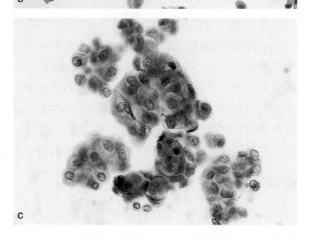

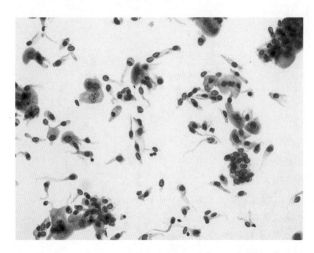

图 3.2　中层尿路上皮细胞。中层尿路上皮细胞紧邻伞细胞位于其下方,容易脱落形成单个细胞。常有胞质呈尾状(尾蚴状)的细胞。所有特征都是正常的,见图 3.1b 描述(冲洗液,TP,中倍)

　　尽管由于核增大和有多个核仁,表层细胞有时显得非常"非典型",但因其低核质比、特征性的扇贝形边缘、空泡状的胞质和光滑的核膜而被视为良性 /反应性(图 3.3a 和图 3.3b)。即使最具"非典型性"的伞细胞也不足以诊断为尿细胞学中的非典型类别。然而,重要的事实是伞细胞可能含有异常数量的DNA[7],因而可能成为任何基于 DNA 倍体的辅助检查的潜在陷阱,包括荧光原位杂交(FISH)[8-10]。应该从临床病史或从标本本身(例如,中性粒细胞、真菌、结石)去寻求导致"反应性"改变的原因。

表层和中层鳞状上皮细胞

　　男性和女性的尿液都可能有良性鳞状细胞(图 3.4),但女性更常见。女性自排尿中鳞状细胞通常来自尿道,但也可能来自阴道或会阴的污染。如为器械尿,无论男性或女性,其起源都可以是尿道或膀胱三角区。值得注意的是,慢性刺激,特别是由于结石,可引起鳞状化生,导致器械尿中出现鳞状细胞。受激素影响,鳞状细胞可来源于三角区,出现类似阴道上皮的改变。只有当鳞状细胞确实有异常核改变时,才能归至非典型类别。在较年轻的妇女,这种情形可提示来自宫颈或阴道的污染,但在较年长的人群,可能提示有潜在的 HGUC 伴鳞状分化。

腺细胞

　　在女性自排尿中,良性腺细胞(图 3.5a 和图 3.5b)可能来自宫颈或宫体,通常很少,并且退变。子宫内膜细胞可见于各种年龄的女性自排尿。子宫内膜细胞的特征是具黏附性的三维细胞团,由小的腺细胞组成,胞质稀少,核稍

图 3.3　反应性伞细胞。a.大多数发生炎症的上皮细胞形态有所改变,特别是细胞核。核仁可变得明显,但核染色质仍为细颗粒状且核仍为圆形。细胞质保持透明。炎症细胞通常为中性粒细胞,但慢性炎症过程可出现淋巴细胞(冲洗液,CS,中倍)。b.上皮修复引起的改变与所有其他身体部位所发生的相同。上皮显得伸展(像土耳其太妃糖),但所有细胞都相连,保持着细胞间连接。炎症细胞密布于 TTF 上(冲洗液,TP,中倍)

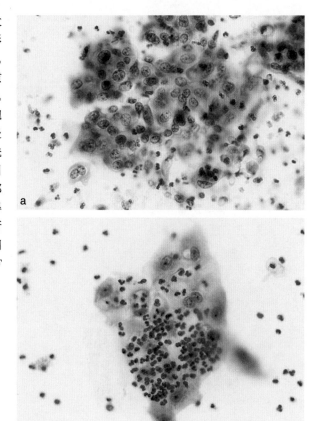

图 3.4　良性鳞状细胞。2 个相连的良性鳞状细胞位于一个三核伞细胞的下方。自排尿中的鳞状细胞可能来自外生殖器,包括阴道。在导尿标本中,鳞状上皮细胞通常来自膀胱三角,即位于 2 个输尿管孔和尿道之间的三角形膀胱衬覆上皮化生区域(自排尿,TP,中倍)

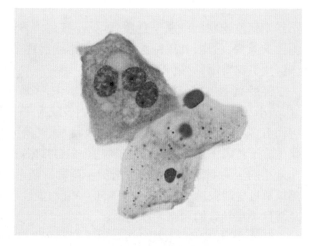

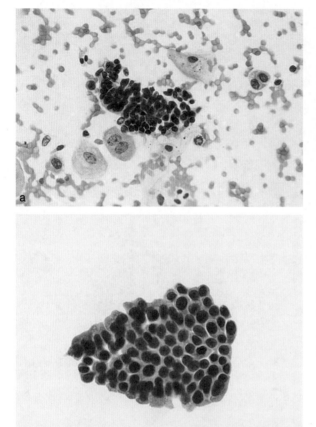

图 3.5　良性腺细胞—子宫内膜异位症,苗勒管异位症。a. 泌尿道标本中的腺细胞可以是尿液收集系统自身的细胞,或来自外部。较大的细胞是尿路上皮或鳞状细胞。成簇的深染小细胞来自输尿管子宫内膜异位症。患者出现血尿和疼痛并与月经周期一致(输尿管刷取标本,CS,高倍)。b. 来自苗勒管异位症局灶区域的腺细胞与膀胱内其他腺细胞无法区分。这种非常罕见的病变与子宫内膜异位症有关,都被认为是化生。这些细胞的起源必须经过活检证实,需结合形态与位于膀胱壁深部的病变部位(膀胱冲洗液,SP,中倍)

不规则伴空泡状的细腻染色质,可见小核仁。月经期妇女出现几簇这样的细胞无关紧要,然而,如果绝经期患者自排尿出现子宫内膜细胞,则需要提醒临床医生引起警惕(见第 8 章)。

　　经膀胱器械操作收集到的尿液标本中,来源于泌尿道的腺体细胞保存完好,核小,胞质空泡状。多数情况下它们表现为 TTF,但也可以单细胞形式出现。它们有多种来源:膀胱顶部(脐尿管残留)或三角区的腺上皮是发育而来,而非化生。子宫内膜异位症可累及泌尿道,在自排尿或输尿管刷取标本中意外发现非常小的深染细胞(见图 3.5a);来源于苗勒管残余(苗勒管异位症)的细胞也是泌尿道自身细胞,虽然罕见(见图 3.5b)。相反,囊性/腺性膀胱炎(图 3.6a~图 3.6c)是慢性炎症导致的尿路上皮化生。

　　肾小管上皮细胞(图 3.7a~图 3.7c)通常显得退变,类似组织细胞(见

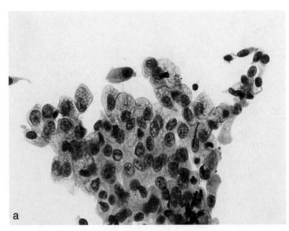

图 3.6　囊性 / 腺性膀胱炎。a. 膀胱内壁衬覆的腺细胞可来自尿路上皮自身、炎症（囊性膀胱炎 / 腺性膀胱炎）导致的化生，或来自原发或继发性腺体肿瘤。除非细胞形态学提示肿瘤，否则所有这些 TTF 或细胞团都是良性（冲洗液，TP，高倍）。b. 囊性膀胱炎可表现为图 3.6a 所示或单层腺细胞。它们很像宫颈管细胞，如果病灶位于膀胱或输尿管的肌壁，这些细胞则可能来自宫颈管内膜异位症。本图中的黏膜细胞条带来自囊性膀胱炎（冲洗液，TP，高倍）。c. 另一个排列紧密的腺细胞团，这个 TTF 中核被相对较大的胞质空泡所挤压。不管其来源，这些细胞符合良性标准，宜诊断为"阴性"（冲洗液，TP，高倍）

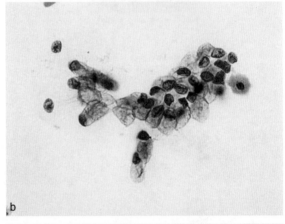

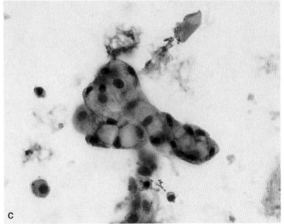

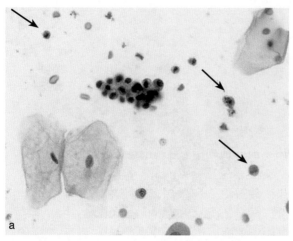

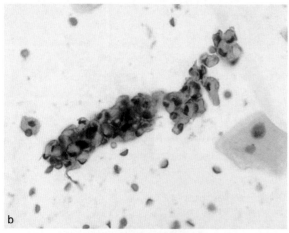

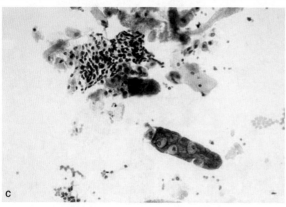

图3.7　肾小管上皮细胞（Renal tubular epithelial cell，RTEC）。a. RTEC—组织细胞型：RTEC 可以很小，像组织细胞大小。它们可有多少不等的空泡状胞质，在尿液中可呈单个细胞（箭头）。当聚集成团时，应考虑管型，提示肾脏疾病。通常有不同程度的细胞退变（自排尿，SP，高倍）。b. RTEC— 腺体。这个大尺寸的 TTF 对于 RTEC 而言并不常见，代表肾小管细胞管型。肾小管细胞形态多样，有胞质少的小细胞，也有胞质空泡状的大细胞。患者为肾功能衰竭（自排尿，SP，高倍）。c. RTEC— 管型。管型中的 RTEC 显示小核和相对丰富的细胞质。管型中支撑 RTEC 的物质是蛋白质。患者为肾功能衰竭（自排尿，CS，高倍）

图 3.7a),尤其单个出现时。那些来自近曲和远曲小管的细胞可有很明显的柱状外观,特别在 TTF(见图 3.7b)或管型中。然而来自髓袢的细胞仍然像组织细胞,即使是见于完整的管型中(见图 3.7c)。

良性尿路上皮组织片段(BUTF)

自排尿中的 BUTF

尽管多数细胞学医生认为自排尿中出现尿路上皮组织片段(UTF)是异常的,最近一个回顾性研究发现它们常见且为良性[11]。自排尿中出现 BUTF 的原因(图 3.8a)多样,包括采集标本前的前列腺 / 直肠按压、慢跑、腹部触诊等。BUTF 多数没有临床意义。表 3.1 显示了含有 BUTF 和非典型尿路组织片段(AUTF)病例的复片和随访结果。结果令人印象深刻,并支持以下事实:尿细胞学判读时细胞形态学和结构是怀疑 LGUN 最重要的标准[12];然而,AUTF 比BUTF 更多见于组织学证实的低级别尿路上皮癌(LGUC)中。

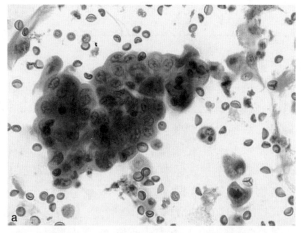

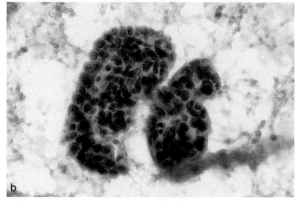

图 3.8　良性尿路上皮组织片段(BUTF)。a. 自排尿。BUTF可见于自排尿,不应仅凭其出现即诊断为"非典型"。在这个片段中,细胞核大小和形状均一、间距均匀、伴细颗粒状染色质(自排尿,SP,高倍)。b. 肾盂器械操作获取的尿液。来自肾盂的细胞片段需谨慎考虑。该例曾被诊断为"可疑低度恶性肿瘤"。肾脏切除术仅看到覆盖有增生尿路上皮的上皮下血管瘤。回顾复片发现核大小均一且核圆。毫无疑问,之所以与乳头状病变相像是器械操作造成的(肾盂冲洗液,CS,高倍)

表 3.1　自排尿中 BUTF 和 AUTF 的意义[11,12]

随访诊断	病例数（%）	病例数（%）
	BUTF	AUTF
组织病理学	29（10.6）	24（14.1）
良性	17（6.2）	6（3.5）
尿路上皮肿瘤	12（4.4）	17（10.0）
PUNLMP	1（0.4）	0（0.0）
LGUC	9（3.3）	2（1.2）
HGUC	2（0.7）	15（8.8）
细胞病理学	45（16.4）	25（14.7）
良性 /AUC		
尿石症（临床 / 影像 / 大体）	45（16.4）	49（28.8）
无随访	25（9.1）	10（5.9）

器械尿中的 BUTF

器械尿标本通常富含细胞，由大量良性细胞组成，排列成边界光滑的细胞团，似乳头状细胞簇，但无纤维血管轴心（图 3.8b）。这些细胞团被定义为"TTF"，细胞病理医生考虑分类时应予以重视。如何分类取决于核和结构细节。如果上文良性尿路上皮细胞的所有标准均存在，则为 BUTF，该标本考虑为 NHGUC，除非该标本存在符合非典型、可疑或 HGUC 的其他标准，或出现其他有意义病变的证据，例如 LGUN[13]。

这些 BUTF 的成因可能是肿瘤、近期或同时做了器械检查、或尿路结石，这是最常见的原因，常发生于肾盂（见"恶性肿瘤风险"部分的讨论）。

成簇、成团或成片的尿路上皮细胞

成簇 / 成团或成片的良性尿路上皮细胞（图 3.9a 和图 3.9b）形态上不同于 BUTF（见图 3.8），常见于良性标本，无特殊含义，只要细胞核呈良性特征。

注释：器械尿标本包括通过任何器械获得的标本，或经任何力量使尿路上皮脱落为单个细胞的标本。这些标本包括导尿获取的尿液、膀胱冲洗液、刷取标本和导尿获取的上尿路尿液标本。此外，膀胱镜检查后即刻采集的任何尿液标本也属器械尿。一般来说，这些标本细胞丰富，器械尿标本出现 BUTF 是正常现象。因此，只要 UTF 的核和结构特征不符合其他诊断，这样的标本应避免诊断为"非典型"。

图 3.9 成簇或成片的尿路上皮。a. 如果成簇或成片的尿路上皮细胞有"窗口",则不能考虑 TTF 或 BUTF;如果没有非典型性也不能考虑 AUTF。该片状结构基本由单层均一细胞组成,核圆形,染色质均匀淡染。核质比高,表明这些细胞位于中层尿路上皮(冲洗液,TP,中倍)。b. 尿路上皮细胞可发生鳞化,特征是胞质不透明和细胞边界清晰,核小。所有这些特征提示这个细胞团可能是 BUTF,且肯定是良性(自排尿,SP,高倍)

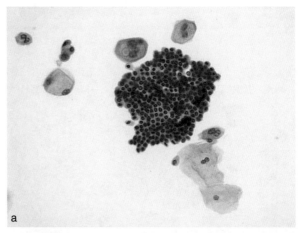

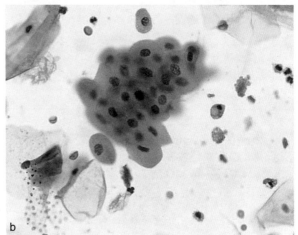

肾结石患者尿标本中的三维 UTF

患者有血尿和 / 或影像学发现充盈缺损时,其自排尿标本通常细胞丰富,形成三维尿路上皮片段,其组成细胞可有明显的多形性(图 3.10a 和图 3.10b)。这些三维尿路上皮片段具有光滑的边界,细胞质呈衣领状 / 项圈状,即,有一圈胞质围绕着核,正如 BUTF 所见。如果能发现导致非典型性的原因,例如结石(图 3.10c),那么应诊断为 NHGUC 类别。

肾结石患者尿标本中的尿路上皮:成片细胞或细胞簇 / 细胞团

肾结石患者尿标本中也可出现成片细胞或细胞簇,这些结构并非 TTF(见图 3.8a 和图 3.8b)。其中的组成细胞也可有核增大和非典型性,核质比轻微增加,核和胞质退变,和 / 或出现鳞化(图 3.11a)。确诊为结石且标本中没有单个 HGUC 细胞时,这种病例应诊断为 NHGUC 类别。如果出现任何保存完好的真

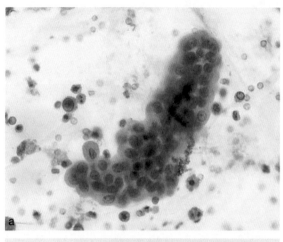

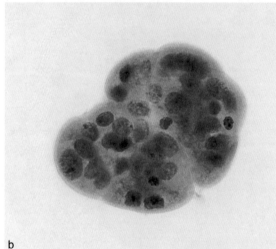

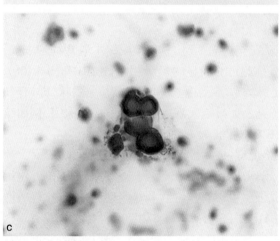

图 3.10   伴肾结石的尿路上皮—三维片段。a. 肾脏和膀胱结石可导致尿路上皮发生严重改变,有时类似肿瘤。仔细检查三维 TTF 中的细胞对准确诊断至关重要。这些细胞具有圆形核,空间分布均匀,染色质呈细颗粒状,核仁不明显。影像学和临床病史发现肾结石(自排尿,SP,中倍)。b. 自排尿中的 BUTF 可有多种原因,本例为肾结石。与下文中的图片相比(第 4 章),本例细胞改变轻微。没有任何纤维血管轴心排除了 LGUN 的诊断(自排尿,SP,高倍)。c. 有肾结石病史的患者自排尿中可见钙化结石(自排尿,SP,高倍)

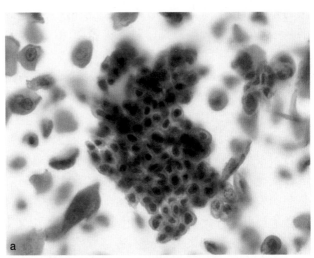

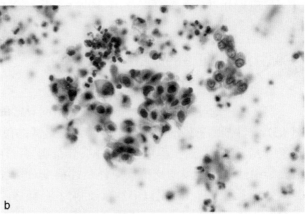

图 3.11　伴肾结石的尿路上皮 - 成片细胞或细胞簇。a. 图示一片由相对一致且核中度深染的细胞组成的尿路上皮。尽管核染色质比正常细胞深，存在膀胱结石足够解释这些改变。因为有结石病史和细胞学轻微改变，本例归入"阴性"类别（自排尿，SP，中倍）。b. 比较视野中央的细胞与其右边的细胞，特别注意核染色质和核形状。中央的细胞深染，形状不一，并有炎症背景。如没有肾结石病史，这些细胞则提示诊断为 AUC。如果还考虑除结石外的其他尿路上皮病变，宜在备注里说明，或诊断为 AUC（冲洗液，CS，中倍）。c. 大多数病例没有像此图所示如此明显的直接的结石证据。可观察到背景细胞的差异性（冲洗液，SP，低倍）

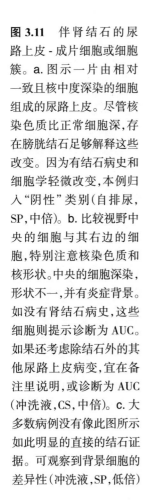

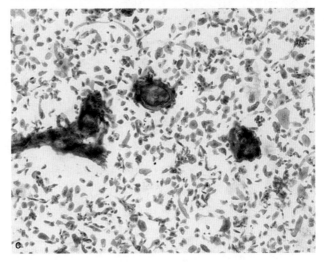

正的非典型单个细胞(图 3.11b),则应根据相应的标准考虑为非典型尿路上皮细胞(AUC)或可疑高级别尿路上皮癌(SHGUC)。偶尔会发现结石结晶,可支持诊断(图 3.11c)。

注释:Papanicolaou 最早提出尿路结石是假阳性诊断的一种原因,这一直是尿细胞病理学中最大的陷阱之一。临床病史是避免假阳性诊断的关键。如上所述,BUTF 可见于器械尿,有时见于结石患者的自排尿。一般来说,自排尿发现 BUTF 需要多加考虑,因为它们令人怀疑为 LGUN。然而,这必须根据第 7 章中描述的标准来诊断。尿路上皮癌和鳞状细胞癌可与肾结石或感染同时存在。据 20 世纪 80 年代的报道,尿路结石与鳞状细胞癌并存的发生率不一,从美国的 18% 变化至香港的 100%[14,15]。普遍认为鹿角形结石可与肾盂肿瘤同时发生,2 篇较新的论文支持这种观点[16,17]。两者是否存在真正的因果关系尚不清楚。然而,根据最新的经验,肾盂结石患者更多表现为 BUTF 或 AUTF,而不是肿瘤[11,12]。文献中这些差异的原因并不清楚。

感染性疾病特征性的尿路上皮改变

急性细菌感染

上文已讨论过,膀胱急性细菌感染可引起寻常的尿路上皮反应性改变(见图 3.3)。急性细菌感染的尿液标本有时细胞丰富,由反应性尿路上皮细胞组成,核稍增大,有明显核仁,但染色质细腻、分布均匀,核膜薄。反应性尿路上皮细胞夹杂中性粒细胞浸润支持反应性良性病变(急性膀胱炎),背景中的成簇细菌也支持上述诊断。如果以中性粒细胞为主,而尿路上皮细胞极少,应诊断为标本不满意,并在报告中说明原因。

特征性的病毒介导的细胞病变效应

在尿液标本中,可导致特征性细胞改变的病毒包括单纯疱疹病毒,通常为Ⅱ型,但也可为Ⅰ型;巨细胞病毒;人乳头状瘤病毒(HPV),以及最重要也是最常见的多瘤病毒(BK 或罕见的 JC)(图 3.12a~ 图 3.12e)。人多瘤病毒是小的、无包膜的双链 DNA 病毒,有 2 种主要病毒株可导致尿路感染,以最早被发现感染这些病毒的患者姓名首字母命名(BK 和 JC)[18]。经多瘤病毒感染后的细胞增大,出现单个均质的嗜碱性包涵体,并占据增大核的大部分区域(见图 3.12a)。与经常容易与之混淆的高级别恶性肿瘤细胞的不规则核膜相比,这些细胞(诱饵细胞)的核膜光滑且形状规则。当这些细胞退变时,嗜碱性区域随着染色质挤出而变空,残留的染色质呈蜘蛛网样。通常只能发现少量被感染的细胞(见图 3.12b 和图 3.12c)。

注释 1:在细胞学标本中,大量中性粒细胞夹杂反应性尿路上皮细胞,后

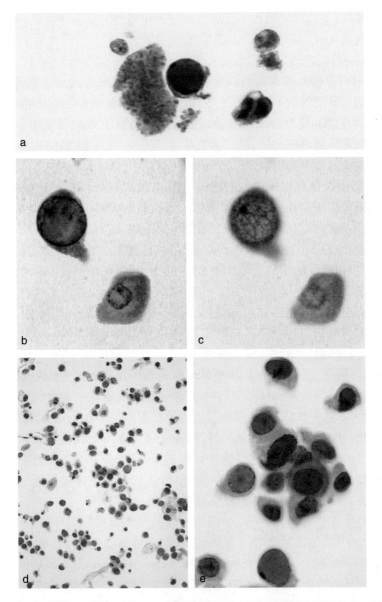

图 3.12　多瘤病毒——典型改变(a),蜘蛛网样(b 和 c),良性病例(d 和 e)。**a.** 多瘤病毒导致的细胞病变效应常见于多种原因导致的免疫抑制患者。典型改变包括病毒感染导致的核增大和核染色质均质化。核总是呈圆形或卵圆形,核轮廓非常光滑。胞质几乎消失(自排尿,SP,高倍)。**b.** 除了图 3.12a 所见的典型改变外,核染色质解体也是多瘤(BK)病毒感染的特征,核大小和形状与典型改变者相同(自排尿,SP,高倍)。**c.** 如果变换聚焦平面,可观察到退变染色质呈蜘蛛网样(自排尿,SP,高倍)。**d.** 低倍镜下混杂的淡染和深染细胞很明显(冲洗液,TP,低倍)。**e.** 高倍镜下可见低倍镜下(图 3.12d)深染细胞形成的原因。几乎所有细胞均出现毛玻璃样核内包涵体,后者是多瘤病毒的诊断特征(冲洗液,TP,高倍)

者常有明显核仁,这些发现提示反应性改变。在适当的临床背景下,不要将这些发现诊断为 AUC,而是归入 NHGUC 类别。

注释 2:同样,出现容易识别的病毒性细胞改变不应诊断为 AUC。儿童期原发性多瘤病毒感染通常没有明显临床症状。超过 90% 的成人病毒血清抗体阳性。病毒通常潜伏于肾小管上皮,但 0.3% 的健康成人可检测到间歇性病毒尿。不同程度的免疫缺陷可导致病毒被重新激活。3%~5% 的肾移植受者发生多瘤病毒肾病,其中 50% 的患者发生移植失败[18]。一旦检测到多瘤病毒,必须降低免疫抑制剂的用量。

注释 3:多瘤病毒感染的细胞很容易误诊为恶性肿瘤细胞,因而称为"诱饵细胞",就像用于捕猎野鸭的"诱饵鸭",由纪念斯隆凯特琳癌症中心细胞学实验室细胞学技术员 Andrew Ricci 提出[19],并因 Leopold Koss 所著的有影响力的教科书《诊断细胞学及其组织病理学基础》(第 2 版)而广为流传[20,21]。此外,多瘤病毒感染的尿路上皮细胞 DNA 计数异常,对任何基于 DNA 的检测都可能是潜在陷阱,包括 FISH[21-24]。一旦明确细胞改变是多瘤病毒感染所致,就不应该诊断为非典型。然而,多瘤病毒也可以感染恶性肿瘤细胞,因此,如果细胞具有多瘤病毒特征但核形状不规则,就要仔细寻找标本中是否存在足以诊断恶性的细胞(见图 3.12d 和图 3.12e)。

注释 4:最近,VandenBussche 及其同事在尚未发表的研究中发现,在 107 例回顾病例中,67 例(63%)AUC 重新分类为良性。在评估过程中,2 位评估者对 40 例(37%)的重新分类有不同意见,第 3 位病理医生加入作为裁定者。意见不一致和一致的病例相比,有退行性改变者分别为 27 例(46%)和 31 例(53%)($P=0.58$)。34 例(51%)重新分类为良性的病例和 24 例(60%)仍为 AUC 的病例有退行性改变($P=0.42$)。诊断有争议的病例都没有足已被认为显著的差异,这突显了将 BK 病毒改变诊断为良性或非典型的困难程度。

治疗相关性尿路上皮改变

辐射

辐射诱导的细胞形态学改变可见明显的细胞增大和核增大,核质比不变。可见多核,常有核空泡和胞质空泡,后者大于未经辐射的细胞所固有的胞质空泡。此外,可观察到特征性的多染性。染色质一般呈细颗粒状。如果没有其他非典型或恶性的特征,所有这些改变均使标本分类为 NHGUC。

免疫治疗

膀胱内灌注的某些治疗性化合物与尿液标本中一些可识别的改变相关。膀胱内 BCG 免疫治疗可导致尿液标本中出现肉芽肿性炎(图 3.13a 和图 3.13b)。BCG 治疗后的细胞学尿液标本中,肉芽肿由上皮样组织细胞夹杂淋巴细胞组

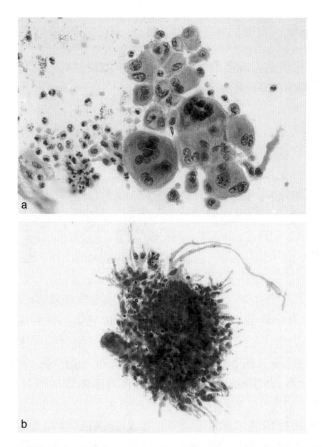

图 3.13　BCG 免疫治疗后肉芽肿反应。a. 普通的表面细胞常见多核。相比之下，由融合的巨噬细胞形成的朗汉斯巨细胞也是多核，但核较小且轻度深染，并聚集于胞质一端。临床病史显示最近在诊断膀胱癌后进行了 BCG 灌注（自排尿，CS，高倍）。b. 除了朗格汉斯巨细胞，BCG 免疫治疗后尿中可发现肉芽肿。这些肉芽肿和其他身体部位没有任何区别，由单核细胞、淋巴细胞和组织细胞紧密混合而成（冲洗液，TP，高倍）

成。偶尔可见多核组织细胞性巨细胞。同样，在适当的临床背景下，例如 BCG 治疗患者，尿标本中出现肉芽肿不应诊断为 AUC。

化疗

　　另一方面，膀胱内用丝裂霉素和塞替派化疗通常影响表面细胞，导致核增大、多核和核深染。所有这些改变都没有特异性，但令人担忧。据报道，因泌尿系统外恶性肿瘤而使用系统性环磷酰胺（cytoxan）化疗，与尿路上皮核深染和退变有关，并可出现大核和核质比增高。此时进行辅助检查，例如 FISH，非常有帮助。FISH 结果的临床 / 预后意义详见第 9 章。

精囊细胞

尿液标本中偶尔发现极少量退变的精囊细胞,特别是老年患者,尤其在直肠指检或前列腺按摩后(图 3.14)。

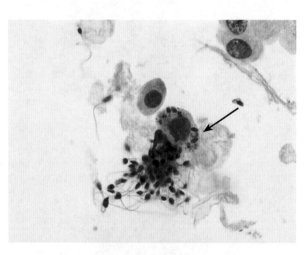

图 3.14　精囊细胞少见,因细胞大且核深染,可能与 HGUC 细胞混淆。有 2 个线索可识别精囊细胞,包括胞质内黄色脂褐素(箭头)和伴有精子(冲洗液,TP,高倍)

尿液标本中的精囊细胞常有奇特的形态,核明显增大、胞质少、呈泡沫状碎片样。染色质深染、退变和模糊不清。相反,恶性肿瘤细胞的染色质是粗糙的。正如前列腺标本,精囊细胞因含有金褐色脂褐素而区别于癌细胞。精囊细胞常伴有成熟精子。

注释:精囊细胞 DNA 含量异常,对基于 DNA 的辅助检测而言可能是潜在陷阱。发现黄色色素和背景中的成熟精子可识别精囊细胞,不必诊断为非典型。

膀胱改道尿

膀胱切除后,用手术(回肠代膀胱、印第安纳袋或新膀胱术)使尿流改道,这类尿液标本称为尿流改道标本。这些手术方式都是使用一段小肠(回肠)与输尿管和 / 或尿道吻合。

尿液标本中细胞非常丰富,主要是退变的腺细胞,单个或成簇,类似逐渐死亡的组织细胞,背景脏,有黏液和细菌(图 3.15a)。来自新建的改道贮尿囊的标本中可见保存完好的肠腺细胞(图 3.15b)。常有上尿路的尿路上皮细胞,可明显退变。退变特征是出现大而红的胞质内包涵体,所谓 Melamed-Wolinska

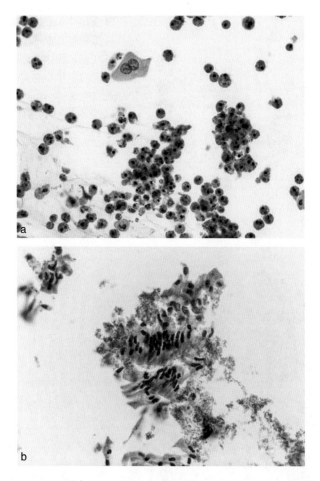

图 3.15 膀胱切除后改道尿中的肠细胞。a. 图中有 1 个表面尿路上皮细胞,便于与小圆细胞比较。后者大小相同,核呈小点状,为典型的退变肠细胞(导管尿,TP,中倍)。b. 膀胱切除后尿流改道构建了贮尿囊,内衬所使用的肠道部分的细胞。值得注意的是,这些细胞由于尿液的毒性不会发生化生,但会退变。它们通常为单个细胞,很像组织细胞。它们有时聚集成簇,可造成诊断困难。仔细聚焦会发现小核,与 HGUC 不同(导管尿,SP,中倍)

小体,常见于这些细胞(图 3.16)。仔细寻找 HGUC 是细胞病理医生的首要任务(图 3.17a 和图 3.17b)。

注释:有尿路上皮癌病史的患者进行尿流改道标本细胞学评估的目的是监测上游尿路。从实际应用角度来看,这些标本因显著退变都显得具有"非典型性"。只有符合明确的恶性标准(通常是 HGUC),才能诊断为恶性,否则应该归类为 NHGUC。罕见情况下患者的改道"膀胱"会发生腺癌,其细胞学改

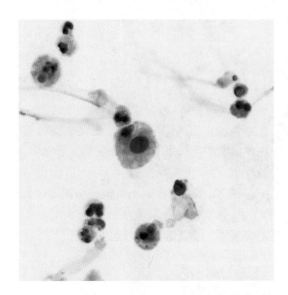

图 3.16 Melamed-Wolinska 小体。这是退变的特征,这些胞质内的圆形红色包涵体已经困扰了细胞病理医生们多年。它们的化学性质迄今未能明确,但肯定是良性改变,与恶性肿瘤细胞无关(自排尿,TP,中倍)

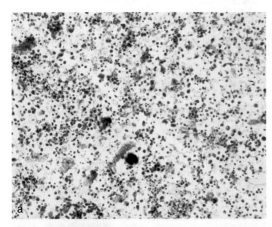

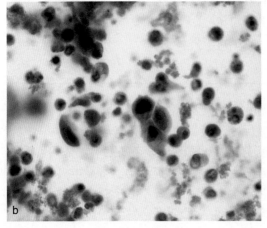

图 3.17 改道尿标本中的 HGUC。a. 这个富于细胞的标本在低倍镜下的表现与图 3.12d 相比,两者都充斥着点状深染物,需要更仔细的检查(导管尿,SP,低倍)。b. 高倍镜显示深染的上皮细胞,大于周围的肠细胞。这些标本的检查目标是恶性肿瘤细胞:寻找 HGUC!(导管尿,SP,高倍)

变符合胃肠道腺癌[25]。

普通实验室人群的阴性标本比率

每个诊断类别的比率取决于实验室服务的人群。与服务于全科医生和内科医生的参照实验室相比,为泌尿肿瘤科医生服务的转诊中心无疑有高得多的 SHGUC 诊断率和难以逾越的 HGUC 诊断率。为每个类别确定基线数据后,每个实验室注意观察"诊断漂移"是明智之举,其中不确定类别会成为废纸篓,影响相邻类别的比率。在尿细胞学中,AUC 可以容纳不宜放入 NHGUC 和 SHGUC 类别的过多的疑难病例。包括细胞学技师和细胞病理医生在内的所有相关人员在显微镜下回顾有挑战性的病例,仔细地对照细胞学和组织学,将会促进公平的诊断氛围,这对临床处理非常重要。与临床医生直接沟通,特别是关于上尿路可疑病变,对患者安全至关重要。

为巴黎系统的建立所开展的一项非正式调查收集了学术机构实验室和私人开业实验室中各个诊断类别的百分比(表 3.2)。AUC 类别诊断率波动度之大令人最为担忧,因为它不能为看病的泌尿科医生或医疗保健人员提供有用信息。

表 3.2　巴黎系统调查显示的学术机构和私人实验室使用的
诊断类别的分布情况(未发表的数据)

总范围	学术机构	私人实验室
阳性 /%	1.0~6.3	1.2~4.9
可疑 /%	0.7~5.4	0.2~2.7
非典型 /%	1.8~23.7	3.1~21.4
阴性 /%	75.4~94.8	71.4~96.1
冲洗液 /%	1.0~74	1.0~22.2
每年数量 / 次	841~9 210	81~4 932

AUC 类别的标准越严格,使用得越少,细胞学方法对泌尿科患者就越有意义。当观察到诊断标准时,大多数标本无疑最适合归入 NHGUC 分类。不能只是因为细胞看似不太正常就诊断为 AUC。既然巴黎系统的设计是为了传达恶性风险的信息,AUC 分类必须具有一定的意义。

恶性风险

根据已发表数据,阴性或良性尿细胞学的随访活检率为 3.4%~6.2%,32.2%~68.9% 的活检显示存在低/高级别尿路上皮癌[1,26,27]。Brimo 等报道细胞学良性病例中,经过症状筛查和尿路上皮癌监测发现,有随访活检的 103 例患者中 16 例(15.5%)是 HGUC 或原位癌[26]。与良性尿细胞学相关的似然比取决于标本类型(自排尿对比器械尿)和尿路上皮癌级别(低或高)[28](表 3.3)。

表 3.3 与良性尿细胞学相关的似然比取决于标本类型和尿路上皮癌级别(低或高)

标本类型	低级别 UC	高级别 UC
自排尿	0.738	0.384
器械尿	0.538	0.162
上尿路	0.400	0.400

来自 Raab 等的报道[28],感谢 Springer Science 和 Business Media 的许可。

在文献中,回肠代膀胱和新膀胱尿流改道术尿标本的假阴性率为 5.7%~8.7%[29,30]。尽管肠化通常是良性,但泌尿道广泛肠化的患者有后续发生膀胱腺癌的风险[31]。

Galed-Placed 等报道了一个诱饵细胞和恶性肿瘤细胞共存的罕见病例,因此,发现诱饵细胞并不排除癌[32,33]。即使用 SV40 抗体行 IHC 检测证实 BK 病毒存在,也不能确定或排除 HGUC 同时存在的可能。2 条恶性转化途径中,这种情况的发生都过于罕见,以至无法评估风险。

(苏 丹 徐海苗 译)

参考文献

1. Rosenthal DL, Vandenbussche CJ, Burroughs FH, Sathiyamoorthy S, Guan H, Owens C. The Johns Hopkins Hospital template for urologic cytology samples: part I-creating the template. Cancer Cytopathol. 2013;121:15–20.
2. Wojcik EM. What should not be reported as atypia in urine cytology. J Am Soc Cytopathol. 2015;4:30–6.
3. Harris MJ, Schwinn CP, Morrow JW, Gray RL, Browell BM. Exfoliative cytology of the urinary bladder irrigation specimen. Acta Cytol. 1971;15:385–99.
4. Hughes JH, Raab SS, Cohen MB. The cytologic diagnosis of low-grade transitional cell carcinoma. Am J Clin Pathol. 2000;114(Suppl):S59–67.
5. Raab SS, Slagel DD, Jensen CS, Teague MW, Savell VH, Ozkutlu D, et al. Low-grade transitional cell carcinoma of the urinary bladder: application of select cytologic criteria to improve diagnostic accuracy [corrected]. Mod Pathol. 1996;9:225–32.

6. Raab SS, Lenel JC, Cohen MB. Low grade transitional cell carcinoma of the bladder. Cytologic diagnosis by key features as identified by logistic regression analysis. Cancer. 1994;74:1621–6.
7. Wojcik EM, Brownlie RJ, Bassler TJ, Miller MC. Superficial urothelial (umbrella) cells. A potential cause of abnormal DNA ploidy results in urine specimens. Anal Quant Cytol Histol. 2000;22:411–5.
8. Zhou AG, Hutchinson LM, Cosar EF. Urine cytopathology and ancillary methods. Surg Pathol Clin. 2014;7:77–88.
9. Reynolds JP, Voss JS, Kipp BR, Karnes RJ, Nassar A, Clayton AC, et al. Comparison of urine cytology and fluorescence in situ hybridization in upper urothelial tract samples. Cancer Cytopathol. 2014;122:459–67.
10. Barkan GA, Wojcik EM. Genitourinary cytopathology (kidney and urinary tract). Cancer Treat Res. 2014;160:149–83.
11. Onur I, Rosenthal DL, VandenBussche CJ. Benign-appearing urothelial tissue fragments in noninstrumented voided urine specimens are associated with low rates of urothelial neoplasia. Cancer Cytopathol. 2015;123:180–5.
12. Onur I, Rosenthal DL, VandenBussche CJ. Atypical urothelial tissue fragments in noninstrumented voided urine specimens are associated with low but significantly higher rates of urothelial neoplasia than benign-appearing urothelial tissue fragments. Cancer Cytopathol. 2015;123:186–92.
13. McCrosky Z, Kliethermes S, Bahar B, Barkan GA, Pambuccian SE, Wojcik E. Is a consistent cytologic diagnosis of low-grade urothelial carcinoma in instrumented urinary tract cytologic specimens possible? J Am Soc Cytopathol. 2015;4:90–7.
14. Blacher EJ, Johnson DE, Abdul-Karmim FW, Ayala AG. Squamous cell carcinoma of the renal pelvis. Urology. 1985;25:124–6.
15. Li MK, Cheung WL. Squamous cell carcinoma of the renal pelvis. J Urol. 1987;138:269–71.
16. Katz R, Gofrit ON, Golijanin D, Landau EH, Shapiro A, Pode D, Meretyk S. Urothelial cancer of the renal pelvis in percutaneous nephrolithotomy patients. Urol Int. 2005;75:17–20.
17. Yeh CC, Lin TH, Wu HC, Chang CH, Chen CC, Chen WC. A high association of upper urinary tract transitional cell carcinoma with nonfunctioning kidney caused by stone disease in Taiwan. Urol Int. 2007;79:19–23.
18. Pinto M, Dobson S. BK and JC virus: a review. J Infect. 2014;68 Suppl 1:S2–8.
19. Paquette C, Elhosseiny A. Significance of polyomavirus detection in urine cytology: an update. Diagn Histopathol. 2012;18:321–6.
20. Koss LG. On decoy cells. Acta Cytol. 2005;49:233–4.
21. Koss LG. Diagnostic cytology and its histopathologic bases. 2nd ed. Philadelphia: J. B. Lippincott; 1968. p. 653.
22. Wojcik EM, Miller MC, Wright BC, Veltri RW, O'Dowd GJ. Comparative analysis of DNA content in polyomavirus-infected urothelial cells, urothelial dysplasia and high grade transitional cell carcinoma. Anal Quant Cytol Histol. 1997;19:430–6.
23. Bakhos R, Shankey TV, Flanigan RC, Fisher S, Wojcik EM. Comparative analysis of DNA flow cytometry and cytology of bladder washings: review of discordant cases. Diagn Cytopathol. 2000;22:65–9.
24. Halling KC, Kipp BR. Bladder cancer detection using FISH (UroVysion assay). Adv Anat Pathol. 2008;15:279–86.
25. Ali-El-Dein B, El-Tabey N, Abdel-Latif M, Abdel-Rahim M, El-Bahnasawy MS. Late uro-ileal cancer after incorporation of ileum into the urinary tract. J Urol. 2002;167:84–8.
26. Brimo F, Vollmer RT, Case B, Aprikian A, Kassouf W, Auger M. Accuracy of urine cytology and the significance of an atypical category. Am J Clin Pathol. 2009;132:785–93.
27. Raab SS, Grzybicki DM, Vrbin CM, Geisinger KR. Urine cytology discrepancies: frequency, causes, and outcomes. Am J Clin Pathol. 2007;127:946–53.
28. Raab SS, Booth CN, Jones JS. Urine cytology. In: Hansel DE, McKenney JK, Stephenson AJ, Chang SS, editors. The urinary tract: a comprehensive guide to patient diagnosis and manage-

ment. New York: Springer; 2012. p. 293–310.

29. Ajit D, Dighe SB, Desai SB. Cytology of Ileal conduit urine in bladder cancer patients: diagnostic utility and pitfalls. Acta Cytol. 2006;50:70–3.

30. Cimino-Mathews A, Ali SZ. The clinicopathologic correlates of cellular atypia in urinary cytology of ileal neobladders. Acta Cytol. 2011;55:449–54.

31. Koss LG, Hoda RS. Cytologic manifestations of benign disorders affecting cells of the lower urinary tract. In: Koss LG, Hoda RS, editors. Koss's cytology of the urinary tract with histopathology correlations. New York: Springer; 2012. p. 47–71.

32. Galed-Placed I, Valbuena-Ruvira L. Decoy cells and malignant cells coexisting in the urine from a transplant recipient with BK virus nephropathy and bladder adenocarcinoma. Diagn Cytopathol. 2011;39:933–7.

33. Geetha D, Tong BC, Racusen L, Markowitz JS, Westra WH. Bladder carcinoma in a transplant recipient: evidence to implicate the BK human polyomavirus as a causal transforming agent. Transplantation. 2002;73:1933–6.

第4章　非典型尿路上皮细胞（AUC）

Güliz A. Barkan, **Tarik M. Elsheikh**, **Daniel F.I. Kurtycz**,

Sachiko Minamiguchi, **Hiroshi Ohtani**, **Eric Piaton**,

Spasenija Savic Prince, **Z. Laura Tabatabai**, **Christopher J. VandenBussche**

背景

　　非典型类别常被批评缺乏特异性和可重复性，未能给予临床医生明确的行动指导；但它确实反映出细胞学诊断在真实世界中的可能面貌，存在无法将某个特定病例明确纳入良性和恶性类别的情况。临床医生也许不喜欢"非典型"，甚至可能会认为使用这个术语反映了无法给出明确诊断名称的病理医生的幼稚或无能。或者说，可能是因为缺乏定义清楚且可靠的诊断标准而使诊断医生无法提供明确的答案。追溯历史，非典型这一术语由 George N. Papanicolaou 博士引入细胞病理学，用于表示对恶性肿瘤仅有轻微的怀疑[1]。

　　今日，由于采纳了形态学循证研究方法，这个术语能满足实际需要，填补了完全正常和明显异常之间的空白。实验室方法并不总是能够在有病和无病之间提供界限清楚的界值。因此，医学科学持续不断地努力改进方法，从而减少不确定类别的使用。正如 Pambuccian 颇具说服力的说辞："一个有临床意义的标准化的细胞学非典型诊断类别需要有清晰的定义、定量标准、一致同意的参考图像，以及明确的临床意义（潜在恶性肿瘤的可能性），理想的话要有明确的处理方案。"[1]本着这一精神，基于目前的理解水平和现有证据，在尿细胞学巴黎报告系统中提供了"非典型尿路上皮细胞（AUC）"这个类别。

定义

　　AUC 这个总体诊断类别是指标本中尿路上皮细胞具有轻至中度细胞的非典型性（而非结构非典型性）。因此，该定义不包括无细胞非典型性的尿路上皮细胞簇（组织片段），这种情形属于未见高级别尿路上皮癌（NHGUC）。归类为 AUC 的病例,细胞学改变不足以诊断可疑高级别尿路上皮癌（SHGUC）或高级别尿路上皮癌（HGUC）（见第 5 章和第 6 章）。此外,AUC 需要排除原因已知的"非典型性"改变,例如多瘤病毒和其他感染引起的改变、反应性伞细胞、精囊细胞,以及由结石、器械操作和治疗引起的反应性改变[2]。这些病例应归入 NHGUC 类别（详见第 3 章）。图 4.1 和图 4.2 为正常的良性/反应性尿路上皮细胞,而图 4.3~图 4.10 为 AUC。由于保存不当和退变,导致尿路上皮细胞非典型性的本质和程度无法很好地分析,这种情形也归入 AUC 类别。然而,值得注意的是,仅有退变不是诊断 AUC 的理由。自排尿标本和尿流改道标本发现退变符合预期,特别是延迟处理的标本。这些改变不应诊断为 AUC。

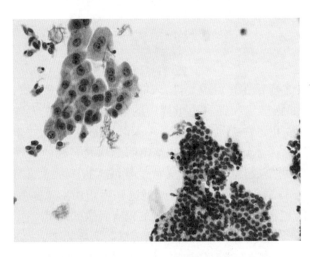

图 4.1 良性尿路上皮细胞。左上角显示良性表层尿路上皮细胞（伞细胞）,右下角为良性中层/基底层尿路上皮细胞。非表层尿路上皮细胞尽管具有较高的核质比,但核轮廓光滑,核不增大,因此归入 NHGUC 类别。随访诊断为良性（膀胱冲洗液,TP,高倍）

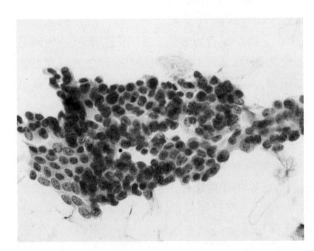

图 4.2 反应性尿路上皮细胞。表层尿路上皮细胞有轻度核增大和明显的染色中心。没有核深染、块状染色质或核轮廓不规则,这些变化符合 NHGUC 类别（膀胱冲洗液,TP,高倍）

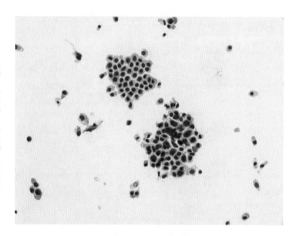

图 4.3　AUC。示 2 团尿路上皮细胞。上方细胞团由中层尿路上皮细胞组成，核轮廓光滑，无细胞非典型性。下方细胞团的尿路上皮细胞有高核质比，核轮廓不规则。2 团细胞的核染色程度类似。由于下方细胞团可见细胞非典型性，本例应归入 AUC（膀胱冲洗液，TP，中倍）

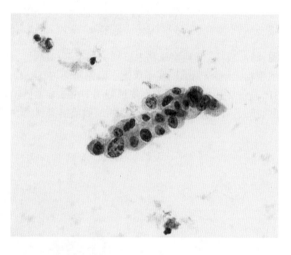

图 4.4　AUC。非典型尿路上皮细胞具有高核质比和不规则的核轮廓。无核深染，有退变的块状染色质，排除了 SHGUC 的诊断（膀胱冲洗液，TP，高倍）

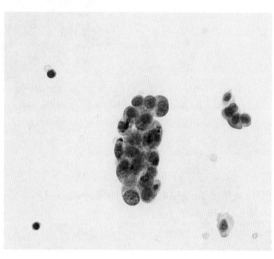

图 4.5　AUC。非典型尿路上皮细胞具有高核质比、增大的核、明显的染色中心，以及轻度的核轮廓不规则。染色质分布不均匀，但淡染。同时做的膀胱活检显示急性膀胱炎伴广泛的反应性上皮改变（膀胱冲洗液，TP，高倍）

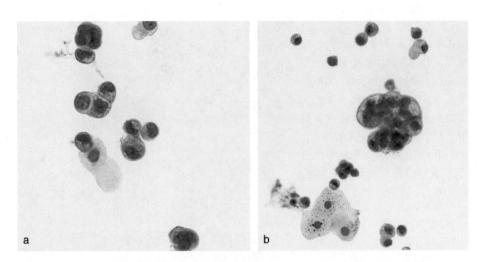

图 4.6 AUC。非典型尿路上皮细胞具有高核质比。**a.** 示核增大（与邻近的良性尿路上皮细胞相比）和核轮廓轻度不规则。染色质均匀、淡染，排除了 SHGUC 的诊断（膀胱冲洗液，TP，高倍）。**b.** 退变的尿路上皮细胞团中可见异常核轮廓。细胞改变令人担忧，但退变的程度妨碍了明确诊断。可见退变性质的胞质空泡（膀胱冲洗液，TP，中倍）

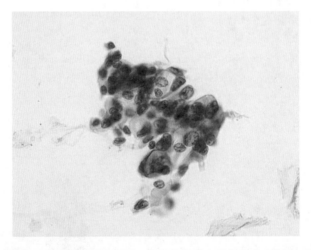

图 4.7 AUC。尿路上皮细胞显示高核质比、核增大和明显的核轮廓不规则。染色质呈块状，但淡染，排除了 SHGUC 的诊断（膀胱冲洗液，TP，高倍）

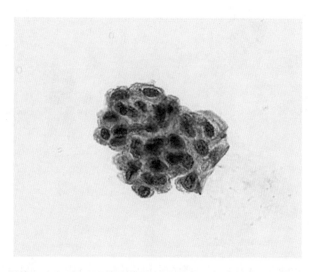

图 4.8　AUC。尿路上皮细胞显示高核质比和核深染。由于退变,很难进一步观察染色质细节,因此排除 SHGUC 的诊断(自排尿,TP,高倍)

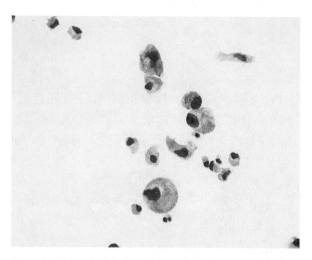

图 4.9　AUC。尿路上皮细胞显示高核质比(高达 50%)和核深染。染色质粗糙,核膜不规则。虽然这些特征令人担心 HGUC,但是由于广泛退变且核质比低于 70%,AUC 诊断可能更合适。随访显示肾脏有 HGUC,膀胱没有病变(膀胱冲洗液,TP,高倍)

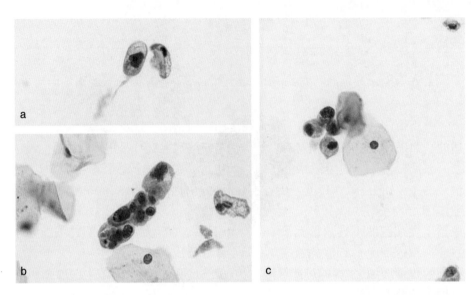

图 4.10　AUC。尿路上皮细胞显示高核质比和核深染。a. AUC。尿路上皮细胞显示核轮廓不规则。b. 尿路上皮细胞团显示明显的核轮廓不规则和核大小不一。与邻近的鳞状细胞相比,这些细胞有轻度核深染。可见细胞退变改变,例如部分胞质丧失和核细节不清晰。c. 与鳞状细胞相邻的非典型尿路上皮细胞。尿路上皮细胞核也显示退变,但一个细胞具有高核质比,令人担心为癌。患者为36岁女性,具有反复发生的尿路结石,无尿路上皮癌病史。她的年龄和病史是膀胱癌的低危因素。以上3张图显示了标本中所有的非典型细胞,因此,这些细胞学特征需要诊断 AUC(自排尿,TP,高倍)

标准

为了规范 AUC 类别的诊断标准,根据 AUC 特征制订的严格的形态学定义是必不可少的。AUC 这一诊断的定义为满足主要(必要)标准并且只出现 1 个次要标准的细胞变化(出现 2 个或更多次要标准,包括核深染,诊断为SHGUC,除非有明显的退变性改变)。

- 主要标准(必要)
  - 非表层、非退变尿路上皮细胞的核质比增高(N/C>0.5)的(注释 1)
- 次要标准(需要 1 项)
  - 核深染(注释 2)
  - 核膜不规则(染色质边缘或核轮廓不规则)(注释 3)
  - 不规则、粗糙、块状的染色质

具有上述唯一主要标准和 1 个次要标准的病例,可诊断为 AUC。正常的中层和基底层尿路上皮细胞,尤其是在器械尿中观察到的,尽管有高核质比且可能有轻度核深染,应能被正确识别并归类为"正常"或 NHGUC(图 4.1)。这些细胞常聚集成团、核圆且形态一致、核仁不明显,以及染色质细腻、分散且光滑(见第 3 章)。

不符合上述标准时,出现如细胞保存不良(细胞退变)、自溶、血液遮盖、炎症细胞、结晶或细胞过少等因素可能会妨碍明确诊断,诊断为标本不充分或不满意是谨慎明智的。当细胞学异常程度超出 NHGUC 标准,诊断为 AUC 是合适的。如果怀疑 HGUC,但又有广泛的退变,诊断为 AUC 是正确的选择。

尿液标本中非典型尿路上皮细胞的质量和数量对于诊断来说都很重要。最近的 1 项研究将 AUC 进一步分类,随访为阴性的 AUC 病例中非典型尿路上皮细胞的平均数量少于 9 个,而组织学随访确诊为 HGUC 的病例中非典型尿路上皮细胞的平均数量大于 16 个[3]。目前,对于 AUC 的诊断并不推荐计数非典型尿路上皮细胞的数量。然而,很明显,随着具有前述特征的非典型细胞的数量增加,恶性的可能性增加,病例被诊断为 SHGUC 或 HGUC 而不是 AUC 的可能性也增加。

注释

注释 1:**高核质比**。HGUC 细胞通常显示高核质比,超过 0.7(即细胞核占细胞面积的 70%)。对于 AUC 的诊断,核质比应该至少为 0.5(50%)。如果这是唯一的发现,则不应诊断为 AUC。

注释 2:**核深染**。核深染是指与正常表层尿路上皮细胞(优选)或中层鳞状细胞相比,尿路上皮细胞的核染色质密度增加。核深染反映光吸收增强,因染色质密度增加和对核染料亲和力增加所致,肿瘤细胞可见不同程度的核深染。核染色质的染色强度和质地异常不应像 SHGUC 或 HGUC 那样显著。

注释 3:**核膜不规则**。与正常尿路上皮细胞核的圆形和光滑轮廓相比,非典型尿路上皮细胞通常细胞核形状不规则,染色质边缘有不同程度的增厚,但核仍大致为圆形而非椭圆形。

AUC 中可能出现的其他特征:

非柱状细胞出现核偏位通常是核极性丧失的迹象:尿路上皮细胞出现核偏位和高核质比可引起对恶性肿瘤的怀疑。此类核偏位细胞的鉴别诊断包括固有的腺细胞(腺性膀胱炎)和反应性肾小管细胞,这些细胞没有核深染、核膜不规则和不规则的块状染色质。对于核偏位是唯一发现的病例,不应诊断为 AUC。

自排尿标本中出现尿路上皮细胞簇:自排尿标本中仅出现良性细胞簇并不够 AUC 的诊断标准,除非细胞簇中的尿路上皮细胞还具有上述细胞学标准中的 2 条(1 条主要标准和 1 条次要标准;见前文)。

大细胞核:AUC 的细胞核通常大于中层或基底层尿路上皮细胞、中层鳞状细胞或良性柱状细胞。然而,细胞皱缩可导致核缩小或看似正常大小,可偶见于其他方面符合 AUC 诊断标准的细胞。

报告率及恶性肿瘤的风险

AUC 的报告率范围介于 2%~31%(表 4.1)。迄今为止对 AUC 并无统一规范化的描述。一旦使用严格的标准,AUC 的报告率应该降低。尽管已努力缩小这一类别的定义范畴并提供特异的形态学标准,AUC 诊断的可重复性仍仅差强人意,与甲状腺[4]和妇科[5]细胞学标本报告中对应的诊断类别相仿。然而,为保持该诊断的可信度,AUC 的报告率应尽量降低,低至类似于其他报告系统的"非典型"类别,例如《甲状腺细胞学贝塞斯达报告系统》。随着更多使用《巴黎系统》标准的研究的开展,以及更多基于证据的数据的获得,有关AUC 报告率的推荐将逐渐形成。

表 4.1   文献中 AUC 的报告率及随访

研究	年	AUC 报告率 /%	随访为 HGUC/%
Barasch 等[6]	2013	5.7	14.3
Rosenthal 等[7]	2013	31.0	18.0
Piaton 等[8]	2014	<2	8.3
Muus 等[9]	2012	8.1	21.0
Mokhtar 等[10]	2010	2.1	37.5
Brimo 等[11]	2009	26.0	37.0
Streeter 等[12]	2008	N/A	30.9
Kapur 等[13]	2008	6.9	33.0
Bhatia 等[14]	2006	1.9	20.0
Deshpande 等[15]	2005	N/A	13.0

AUC,非典型尿路上皮细胞;HGUC,高级别尿路上皮癌;N/A,不适用。

诊断为 AUC 后,活检证实的 HGUC 的检出风险为 8.3%~37.5%(见表 4.1)。HGUC 风险率通常与研究机构的 AUC 诊断率成反比,也可能受细胞学和组织学诊断间隔影响。历史上,AUC 患者的随访结果表现为广泛的疾病谱,范围波及良性疾病(尿石症、膀胱炎、良性前列腺肥大、肾脏疾病、糖尿病、放射、膀胱内化疗、BCG 免疫治疗、近期经尿道切除术(TUR)、留置导尿、器械检查后、内翻性乳头状瘤、增生、肾源性腺瘤等）到恶性疾病（HGUC 或 LGUC）。

因为尿细胞学的主要目的是检测 HGUC，因此 AUC 类别不适于已知的良性病变，例如反应性伞细胞、多瘤病毒或其他病毒引起的病毒变化、肉芽肿，或尿石症引起的改变，如第 3 章所述[2]。目前对 AUC 的定义更加严格，AUC 患者的随访疾病谱有望改变。一方面，无细胞非典型性和已知原因导致的"非典型性"从该类别排除后，良性（NHGUC）非肿瘤性疾病的报告比例有望增高。另一方面，由于报告系统也包括定义明确的"可疑"类别（SHGUC），以前判读为 AUC 的一些病例将被归类为 SHGUC，这可能导致 AUC 随访结果中出现 HGUC 的比例降低（详见第 5 章）。

（苏 丹 徐海苗 译）

参考文献

1. Pambuccian SE. What is atypia? Use, misuse and overuse of the term atypia in diagnostic cytopathology. J Am Soc Cytopathol. 2015;4:44–52.
2. Wojcik EM. What should not be reported as atypia in urine cytology. J Am Soc Cytopathol. 2015;4:30–6.
3. McCroskey Z, Bahar B, Hu Z, Wojcik EM, Barkan GA. Subclassifying atypia in urine cytology: what are the helpful features? J Am Soc Cytopathol. 2015;4:183–9.
4. Cochand-Priollet B, Schmitt FC, Tötsch M, Vielh P, European Federation of Cytology Societies' Scientific Committee. The Bethesda terminology for reporting thyroid cytopathology: from theory to practice in Europe. Acta Cytol. 2011;55:507–11.
5. Sherman ME, Dasgupta A, Schiffman M, Nayar R, Solomon D. The Bethesda Interobserver Reproducibility Study (BIRST): a web-based assessment of the Bethesda 2001 System for classifying cervical cytology. Cancer. 2007;111:15–25.
6. Barasch S, Choi M, Stewart III J, Das K. Significance of atypical category in voided urine specimens prepared by liquid-based technology: experience of a single institution. J Am Soc Cytopathol. 2014;3:118–25.
7. Rosenthal DL, VandenBussche CJ, Burroughs FH, Sathiyamoorthy S, Guan H, Owens C. The Johns Hopkins Hospital template for urologic cytology samples: part I-creating the template. Cancer Cytopathol. 2013;121:15–20.
8. Piaton E, Decaussin-Petrucci M, Mege-Lechevallier F, Advenier AS, Devonec M, Ruffion A. Diagnostic terminology for urinary cytology reports including the new subcategories 'atypical urothelial cells of undetermined significance' (AUC-US) and 'cannot exclude high grade' (AUC-H). Cytopathology. 2014;25:27–38.
9. Muus Ubago J, Mehta V, Wojcik EM, Barkan GA. Evaluation of atypical urine cytology progression to malignancy. Cancer Cytopathol. 2013;121:387–91.
10. Mokhtar GA, Al-Dousari M, Al-Ghamedi D. Diagnostic significance of atypical category in the voided urine samples: a retrospective study in a tertiary care center. Urol Ann. 2010;2:100–6.
11. Brimo F, Vollmer RT, Case B, Aprikian A, Kassouf W, Auger M. Accuracy of urine cytology and the significance of an atypical category. Am J Clin Pathol. 2009;132:785–93.
12. Streeter EH, Turner GD, McCormick R, Roberts IS, Crew J. The significance of atypical urine cytology in the face of normal investigations—is extended investigation and follow-up required? Br J Med Surg Urol. 2008;1:131–5.
13. Kapur U, Venkataraman G, Wojcik EM. Diagnostic significance of 'atypia' in instrumented

versus voided urine specimens. Cancer. 2008;114:270–4.

14. Bhatia A, Dey P, Kakkar N, Srinivasan R, Nijhawan R. Malignant atypical cell in urine cytology: a diagnostic dilemma. Cytojournal. 2006;3:28.

15. Deshpande V, McKee GT. Analysis of atypical urine cytology in a tertiary care center. Cancer. 2005;105:468–75.

第5章 可疑高级别尿路上皮癌（可疑）

Fadi Brimo，Manon Auger，Tarik M. Elsheikh，Hui Guan，
Mitsuru Kinjo，Eric Piaton，Dorothy L. Rosenthal，Tatsuro Shimokama，
Rosemary H. Tambouret

背景

"可疑高级别尿路上皮癌"（SHGUC）的诊断是指尿路上皮细胞存在严重的非典型性，其非典型程度不足以诊断高级别尿路上皮癌（HGUC），但超出非典型尿路上皮细胞（AUC）类别的范畴。尽管这一术语在文献中的使用尚未统一，相同情况下已经使用的报告用语包括"AUC 不除外 HGUC 或 AUC-H""AUC，倾向恶性"和"可疑恶性"等，以向临床医生传达程度相仿的顾虑和不确定性[1-6]。很少有研究探讨这一细胞学诊断的意义，一些研究使用了非特异性描述诊断，另一些研究诊断标准定义明确，应用了与"SHGUC"一样的定性和／或定量形态学特征，却未必使用"SHGUC"这一术语。这种情形导致不同机构之间该诊断报告率的差异，以及与后续组织学 HGUC 诊断相关性的差异，阻碍了用于细胞学"SHGUC"类别患者随访或治疗的统一临床指南的建立。

定义

该诊断限用于有异常尿路上皮细胞，但其数量不足以明确诊断为 HGUC 的病例。

标准

SHGUC 的诊断（图 5.1~ 图 5.9）定义为非表层、非退变尿路上皮细胞出现以下细胞学改变：

- 核质比增高，至少为 0.5~0.7。这是"必要诊断标准"。
- 中度至重度核深染。这是"必要诊断标准"。

此外，至少需要出现以下 2 个特征之一：

- 不规则的块状染色质。
- 核膜显著不规则。

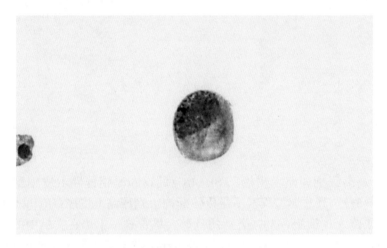

图 5.1   SHGUC。单个保存完好的异常中层尿路上皮细胞，显示核偏位、核质比增高、核深染、不规则的块状染色质，以及核膜轻度不规则（自排尿，TP，高倍）

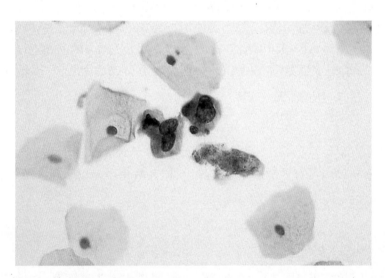

图 5.2   SHGUC。数量极少但形态异常的保存完好的中层尿路上皮细胞，显示核质比增高、核深染、核膜不规则（导尿标本，CS，高倍）

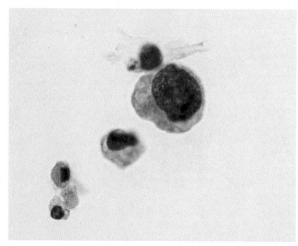

图 5.3　SHGUC。少量异常中层尿路上皮细胞，其中 1 个细胞（图中央）保存完好，特征为核质比增高、核深染、不规则的块状染色质、核膜重度不规则。如果类似的异常细胞数量大于 5 个，则宜诊断为 HGUC（导尿标本，CS，高倍）

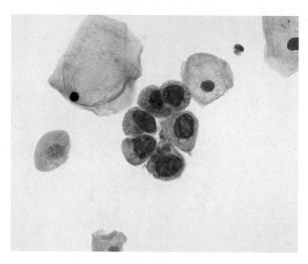

图 5.4　SHGUC。由 6 个保存完好的异常中层尿路上皮细胞组成的细胞簇，显示核质比增高、核深染、染色质块状、核膜不规则。注意并非所有异常细胞的核质比都超过 0.7，但在具有相似核特征的情况下，应视为同一病变的一部分。本例诊断为"HGUC"是可以接受的，尤其当存在 HGUC 病史（导尿标本，CS，高倍）

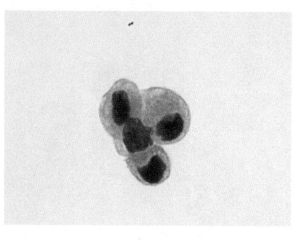

图 5.5　SHGUC。由 4 个保存完好的异常中层尿路上皮细胞组成的细胞簇，显示核质比增高、核深染、核膜不规则、染色质细节不清晰。注意核质比差异很大，只有 2 个细胞的核质比大于 0.7（自排尿，TP，高倍）

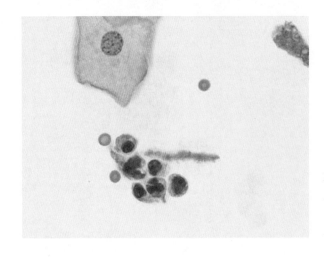

图 5.6　SHGUC。少量保存完好的异常中层尿路上皮细胞，显示核质比增高、核深染、核仁明显、核膜不规则、染色质细节不清晰(导尿标本,CS,高倍)

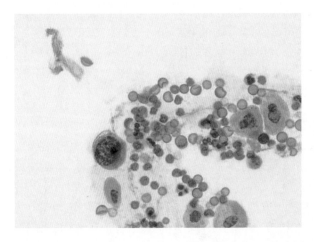

图 5.7　SHGUC。1 个保存完好的异常中层尿路上皮细胞，显示核质比增高、核深染、不规则的块状染色质、核膜光滑规则。注意与正常中层尿路上皮细胞(右侧)相比，核明显深染(导尿标本,CS,高倍)

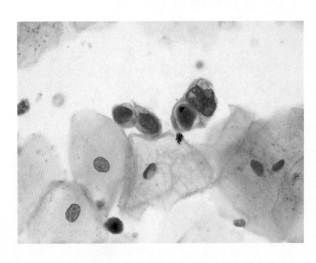

图 5.8　SHGUC。数量极少但形态异常的保存完好的中层尿路上皮细胞，具有增高的核质比、核深染、染色质块状、核膜不规则。值得注意的是，虽然细胞核大小并未比正常中层尿路上皮细胞核显著增大，但这些细胞具有足以诊断为"SHGUC"的细胞核异常(自排尿,SP,高倍)

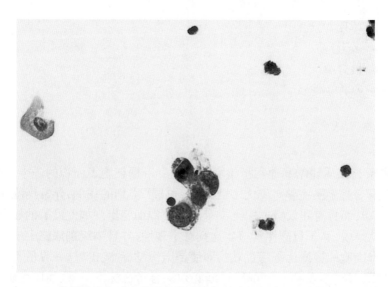

图 5.9　SHGUC。数量极少但形态异常的保存完好的中层尿路上皮细胞,显示核质比增高、核深染、核膜不规则,但总体上染色质细腻、分布均匀(自排尿,TP,中倍镜)

　　应用以上特征,将某个病例诊断为 SHGUC 还是 HGUC 取决于符合上述标准的异常细胞数量。就各个诊断为 SHGUC 的病例而言,其中异常细胞数量可少至 1 个到多达 10 个。由于缺乏特别针对该定量问题的确切研究数据,异常细胞数量需要超过多少才能可靠地将某一病例明确诊断为 HGUC,目前尚未制订一个严格的数量临界值。取而代之的是,推荐 5~10 个细胞作为临界值范围,并根据观察到的核异常程度,以及病理医生的安心度。因此,如果标本中保存完好的异常细胞少于 5 个,HGUC 的诊断即便有,亦极为罕见。相比之下,如果出现 5~10 个异常细胞,是否诊断 HGUC 应综合考虑所有异常细胞的非典型程度、临床背景,以及标本类型。例如,对于具有 HUGC 病史的病例和 /或自排尿标本,后者细胞数量本来就少于器械尿并且常见细胞退变,出现低至 5 个保存完好且满足上述标准的重度异常细胞即有可能作出 HUGC 的明确诊断。另一方面,对于取自上尿路的器械尿标本,建议至少有 10 个异常细胞才能诊断为 HGUC(详见第 6 章)。

- 非典型细胞常单个出现,尽管也可成簇出现。上述诊断标准用于单个细胞的评估最为可靠。
- 核大小通常至少是正常中层或深部细胞核的 2 倍,但该特征并非必要。
- 可见但非必需出现的特征:
  - 核偏位(见图 5.1)。

- 坏死背景。
- 多形性。
- 核分裂。
- 凋亡小体。

注释

注释 1:核质比增高通常指核增大并至少占据细胞表面积的一半,前提是细胞无退变且胞质完整。绝大多数归入"可疑"类别的病例,异常细胞的核质比超过 0.7,而且有建议标本中至少有 1 个异常细胞出现如此显著的核质比增高。这就是说,鉴于目测评价核质比具有主观性,并且高级别尿路上皮病变中并非所有细胞的核质比都超过 0.7,即使是组织学标本,0.7 这一界值不应被生硬地使用,最终签发一个"可疑"诊断必须综合考虑标本类型、临床病史、异常细胞的核非典型性程度,以及其他异常细胞的核质比。例如,即使异常细胞的核质比介于 0.5~0.7,"可疑"诊断有时仍可被接受,只要这些细胞具有其他前述的相关异常细胞学特征(见图 5.1 和图 5.5)。后一种做法尤其在自排尿或有 HGUC 病史的患者标本中可被接受。相比之下,由于器械尿常有核质比增高,即使良性尿路上皮细胞也是如此,因此推荐非自排尿标本使用 0.7 作为临界值。

注释 2:核深染是指与正常伞细胞或中层尿路上皮细胞相比,异常尿路上皮的核染色质密度增加。深染程度要求达到中到重度,所评估的异常尿路上皮细胞与伴随的正常细胞核的染色密度差异轻微时,不能诊断为"可疑"(图 5.10)。

注释 3:在缺乏清晰而可评估的核染色质细节时,当存在其他 3 个特征(核质比增高、核膜不规则、核深染)时,染色质不规则粗块状不是必需条件(见图 5.6)。同样,当存在其他 3 个特征(核质比增高、核深染、不规则的块状染色质)时,核膜不规则也不是必需条件(见图 5.7)。

注释 4:核质比增高、轻度核深染,和 / 或缺乏可评估的核染色质细节和核膜不规则的中层尿路上皮细胞不应诊断为"可疑",而应以 AUC 代之。同样,细胞有核质比增高和核膜不规则但缺乏重度核深染时,也应诊断为 AUC,而不是"可疑"(图 5.11 和图 5.12)。

注释 5:尽管 AUC 类别包括了一部分细胞退变的病例,但不应根据退变的细胞诊断 SHGUC。细胞退变常见于自排尿标本,表现为胞质不完整、染色质细节保存不佳或核膜不连续。由此引起的细胞形态学改变可能会引起诊断问题,原因如下:

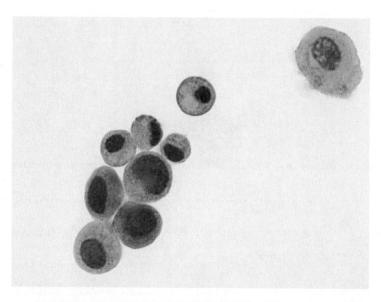

图 5.10　AUC。保存完好的中层尿路上皮细胞簇,其中部分细胞见核质比增高和核深染。与正常中层尿路上皮细胞(右上)相比,仅有轻度核深染。此外,这些细胞无块状染色质和核膜不规则,可排除 SHGUC 的诊断(自排尿,TP,高倍)

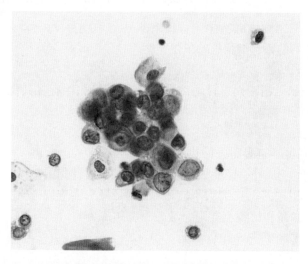

图 5.11　AUC。异常中层尿路上皮细胞显示核质比增高和核膜不规则、缺乏核深染,排除 SHGUC 的诊断。随访诊断为 LGUC(自排尿,TP,高倍)

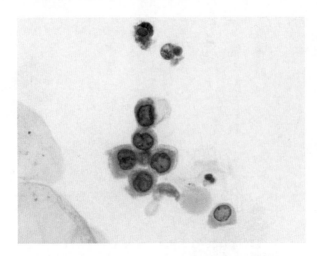

图 5.12   AUC。异常中层尿路上皮细胞显示核质比增高、核膜不规则、缺乏核深染，排除 SHGUC 的诊断（自排尿，TP，高倍）

- 细胞核看似"胀大"，导致核质比增高的假象（图 5.13 和图 5.14）
- 胞质可能不完整，以至难以评估核质比（见图 5.14b）
- 核膜可因脱水而显得不规则
- 核看似深染是退变的特征，而不是染色质异常所致（见图 5.13 和图 5.14）

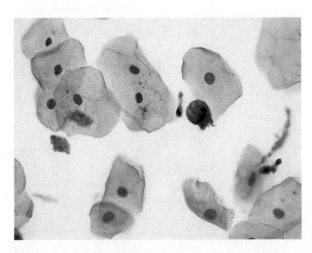

图 5.13   AUC。单个退变的尿路上皮细胞，表现为核增大、核质比增高、轻度核深染、染色质块状不规则分布。注意不完整的胞质和保存不佳的染色质细节。不应根据退变细胞来诊断 SHGUC。本例也可考虑多瘤病毒的感染，阴性诊断亦可能恰当（自排尿，TP，高倍）

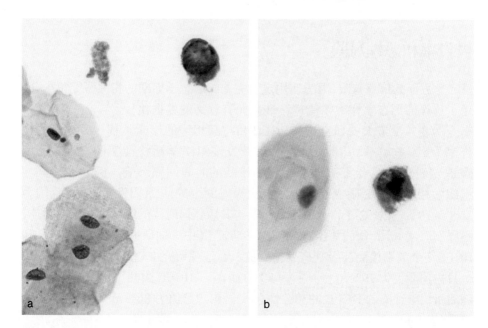

图 5.14　a. AUC。单个退变的尿路上皮细胞,表现为核质比增高、核深染、染色质块状不规则分布。注意胞质不完整和核膜不连续。在细胞退变的情况下不应诊断为 SHGUC(自排尿,TP,高倍)。b. AUC。单个退变的尿路上皮细胞,表现为核质比增高、核深染、染色质块状不规则分布。注意胞质不完整和核膜不连续。在细胞退变的情况下不应诊断 SHGUC(自排尿,TP,高倍)

　　注释 6:核仁明显不是恶性肿瘤的决定性特征,因其亦可见于反应性尿路上皮细胞。后者可有核质比增高、接近或有时超过 0.5,但在细胞保存完好的情况下,其核膜规则、染色质细腻(图 5.15)。

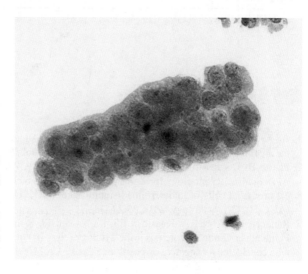

图 5.15　未见恶性。保存完好的中层尿路上皮细胞形成细胞簇,核质比增高,但缺乏核深染,染色质细腻而分布均匀,可见小核仁。核膜光滑规则(自排尿,TP,高倍)

报告率和恶性风险

这方面的信息有限，因为使用定义完善的形态学标准的相关研究很少，使用了这样的形态学标准才能进行准确而有意义的数据比较[2,5-7]（表 5.1）。在迄今为止 4 项最大的研究中，SHGUC 和与其相当的诊断类别（AUC-H）的报告率为 2%~6%（平均值为 3.2%）。后续发现组织学活检证实的 HGUC 的风险是 37.8%~95%，受细胞学和组织学诊断的时间间隔影响。例如，细胞学 - 组织学相关性研究限制在 6 个月或更短时间内的话，（阳性）预测值范围为 37.8%~79%。相比之下，将 SHGUC 诊断与其后任何时间的组织学结果相对比，不限制时间间隔，预测值增加到 80%~95%。其中一项研究比较了 SHGUC 和 HGUC 2 个类别检测高级别病变的效能。在这项研究中，相较 SHGUC 诊断（6 个月内预测值为 79%，6 个月后为 80%）而言，"HGUC 阳性"的细胞学诊断与随后组织学证实的 HGUC 的相关性（6 个月内预测值为 86%，6 个月后为 90%）更强（表 5.1）。

表 5.1　关于细胞学 "可疑 HGUC" 类别诊断价值的 4 项最大研究的比较

研究	患者数	报告率/%	6 个月内与 HGUC 的相关性	6 个月后与 HGUC 的相关性
Sternberg 等[5]	111	3.2	N/A	61.3%（f/u 最长 37 个月）
Ton Nu 等[7]	447	2.5	79%	80%（f/u 最长 15 个月）
Piaton 等[2]	185	2	37.8%	88%（f/u 最长 56 个月）
VandenBussche 等[6]	62	6	N/A	95%（f/u 最长 36 个月）

f/u，随访；HGUC，高级别尿路上皮癌；N/A，不适用。

（万晓春　译）

参考文献

1. Brimo F, Vollmer RT, Case B, Aprikian A, Kassouf W, Auger M. Accuracy of urine cytology and the significance of an atypical category. Am J Clin Pathol. 2009;132:785–93.
2. Piaton E, Decaussin-Petrucci M, Mege-Lechevallier F, Advenier AS, Devonec M, Ruffion A. Diagnostic terminology for urinary cytology reports including the new subcategories 'atypical urothelial cells of undetermined significance' (AUC-US) and 'cannot exclude high grade' (AUC-H). Cytopathology. 2014;25:27–38.
3. Raitanen MP, Aine RA, Kaasinen ES, Liukkonen TJ, Kylmälä TM, Huhtala H, Tammela TL, Finnbladder Group. Suspicious urine cytology (class III) in patients with bladder cancer: should it be considered as negative or positive? Scand J Urol Nephrol. 2002;36:213–7.

4. Rosenthal DL, VandenBussche CJ, Burroughs FH, Sathiyamoorthy S, Guan H, Owens C. The Johns Hopkins Hospital template for urologic cytology samples: part I—creating the template. Cancer Cytopathol. 2013;121:5–20.
5. Sternberg I, Rona R, Olsfanger S, Lew S, Leibovitch I. The clinical significance of class III (suspicious) urine cytology. Cytopathology. 2011;22:329–33.
6. VandenBussche CJ, Sathiyamoorthy S, Owens CL, Burroughs FH, Rosenthal DL, Guan H. The Johns Hopkins Hospital template for urologic cytology samples: parts II and III: improving the predictability of indeterminate results in urinary cytologic samples: an outcomes and cytomorphologic study. Cancer Cytopathol. 2013;121:21–8.
7. Ton Nu TN, Kassouf W, Ahmadi-Kaliji B, Charbonneau M, Auger M, Brimo F. The value of the "suspicious for urothelial carcinoma" cytology category: a correlative study of 4 years including 337 patients. Cancer Cytopathol. 2014;122:796–803.

第6章　高级别尿路上皮癌（HGUC）

Momin T. Siddiqui，Guido Fadda，Jee-Young Han，

Christopher L. Owens，Z. Laura Tabatabai，Toyonori Tsuzuki

背景

尿细胞学报告系统的历史回顾

　　尿细胞学是筛查和诊断新发尿路上皮癌（UC）以及监测 UC 复发和新肿瘤发生的一种重要检查方法。尿细胞学的应用已有很长时间，因其具有标本易获取、无创、对高级别尿路上皮癌（HGUC）有较高的诊断灵敏度和特异性，以及能有效评价全尿道等优点。通过尿细胞学能查见高级别恶性肿瘤细胞，即使是膀胱镜不能发现的隐匿性癌[1,2]。因此，尽管尿细胞学对低级别尿路上皮肿瘤（LGUN）的诊断灵敏度较低，而且一些新技术如荧光原位杂交（FISH）也已用于 UC 的筛查和诊断，但尿细胞学仍然是筛查膀胱癌的金标准，尤其是筛查 HGUC。

　　尿细胞学报告系统根据 UC 组织病理学分类的变化而演变了一段时间[3]。最初，Papanicolaou 博士提出尿细胞学 5 级分类报告系统[4]。尽管该报告系统对 HGUC 的诊断发挥了很大作用，但每个分类的定义或标准有欠清晰[4]。在1973 年版 WHO 膀胱癌组织病理学分类的基础上，Koss 等提出一个新的尿细胞学分类方案[5]。该分类中 HGUC 的特点是恶性肿瘤细胞存在核深染和核膜异常。在 1998 年 WHO/ 国际泌尿病理协会（ISUP）修订 UC 组织病理学分类之后，巴氏细胞病理学协会（PSC）工作小组也提出了一个类似宫颈细胞学2001 年贝塞斯达系统的尿细胞学诊断分类系统[6,7]。PSC 方案提出 3 种不同的简化的类别：阴性、阳性和一个不确定类别，即非典型尿路上皮细胞。作者们提议对后者进一步研究，以便更好地制订对非典型标本进一步分类的标准。作者们也提议将诸如 FISH 等辅助检查纳入尿细胞学报告系统，反映了辅助检查已加入持续开展至今的尿细胞学检查中。PSC 还建议在尿细胞学报告中加以注释,将非典型进一步分为反应性或肿瘤性。但反应性非典型性与肿瘤性非典型性的区分标准没有清楚的定义。

阳性尿细胞学的意义

尿细胞学对于检测 HGUC 比 LGUN 更为灵敏。尿细胞学诊断 LGUN 和 HGUC 的灵敏度范围分别为 10%~43.6% 和 50%~85%,特异性范围为 26.3%~88%,取决于尿液标本的采集类型和临床表现特点[8,9]。阳性尿细胞学有临床意义。对于上尿路 UC 的肿瘤复发,与尿细胞学阴性组相比,尿细胞学阳性组明显更早复发 HGUC[10]。多因素分析也发现性别、阳性尿细胞学和肿瘤多灶性是 UC 复发的独立预后因素[10]。这表明阳性尿细胞学与肿瘤复发显著相关,且独立于其他临床病理因素。因此,阳性尿细胞学对于原发性上尿路 UC 的预后预测是有价值的,术前阳性尿细胞学可能与更高的肿瘤复发率有关[10]。Kobayashi 等[11]已报道阳性尿细胞学与上尿路 UC 的复发相关。阳性尿细胞学可以预测肿瘤的进展。Zieger 等报道 Ta 期 UC 患者的阳性尿细胞学与肿瘤进展相关[12]。另一研究称阳性尿细胞学患者的疾病进展率和肿瘤特异性死亡率均高于阴性尿细胞学患者[13]。Koga 等[14]描述了阳性尿细胞学组和阴性尿细胞学组的疾病进展率,5 年累积疾病进展率分别是 20% 和 2%。

肿瘤级别作为预后因子的重要性

肿瘤级别是强有力的预后因子。肿瘤级别对肿瘤进展和致死的预测价值高于肿瘤分期。如果肿瘤级别相同,那么尿路上皮肿瘤的预后受级别影响而非分期。无论分期如何,HGUC 一般比 LGUN 预后差[15,16]。UC 分期进展和死亡发生于高达 65% 的 HGUC 患者。在 85 例 Ta 期 HGUC 患者中,肿瘤复发率和进展率分别为 37% 和 40%[16]。这些研究表明,肿瘤级别与肿瘤复发、进展和肿瘤特异性死亡率高度相关。

HGUC 的细胞学特点

HGUC 的细胞形态学特点历来被描述如下:高核质比（N/C）、核多形性、核边缘不规则和核深染[4,5,17]。也可出现染色质异常,如粗糙块状染色质或均一染色质。还能观察到彗星样、印度墨水样细胞（具有深黑色无结构的细胞核的单个细胞）和凋亡细胞。此外,HGUC 常见核重叠和凋亡[17,18]。除了以上特点,核仁明显、单个散在的恶性肿瘤细胞和广泛坏死都是尿细胞学标本中 HGUC 的特点,而且坏死是浸润性癌的一种提示[19]。

定义

HGUC 的组织学定义

在 2004 年 WHO 分类中，HGUC 具有乳头状结构，被覆的肿瘤细胞排列紊乱，细胞学呈恶性特征[20]。1973 年 WHO 分类中所有的 3 级肿瘤和部分 2 级肿瘤归入 2004 年 WHO 分类中的 HGUC[20]。乳头的分支常互相吻合。这些具有异常细胞特征的组织结构和紊乱的排列在低倍镜下很容易发现。具有显著核仁的多形性核如若出现，可见细胞极性丧失和频繁的核分裂象。周围黏膜常见原位癌（CIS）。

CIS 的组织学定义

CIS 大体上为平坦型病变，由高级别癌细胞组成，细胞学呈恶性特征[20]。CIS 的形态学标准是需存在重度细胞多形性。全层细胞成熟停滞并非绝对需要。肿瘤细胞排列紊乱，丧失极性和黏附性。恶性细胞通常大而多形。细胞质多少不等，核染色质粗糙或块状，偶见显著的核仁，核分裂象常见。

HGUC 的细胞学定义

尿细胞学无法区分浸润性 HGUC、非浸润性 HGUC 或 CIS。然而，据报道 CIS 的背景干净，无血液、丰富的炎症细胞和细胞碎片[21,22]。恶性肿瘤细胞的核质比通常为 0.7 或更高，即核占胞质的 70% 以上，并有核深染、核膜不规则和染色质粗糙（图 6.1~ 图 6.8）[21,22]。根据巴黎系统共识，一个细胞丰富的尿细胞学标本中至少有 5~10 个存活的恶性肿瘤细胞则可诊断为 HGUC。标本类型及病理医生的安心程度可能决定作出更为确切的恶性诊断所需要的最少异常细胞数量。例如，上尿路器械尿需要至少 10 个异常细胞以明确诊断 HGUC，而自排尿也许仅需更少的细胞数即可诊断。

HGUC 伴鳞状分化的定义

是指存在细胞角化和 / 或细胞间桥的经典形态学特征。鳞状细胞混杂在具有经典 HGUC 特征的恶性肿瘤细胞中。鳞状细胞核深染，具有梭形核，伴块状染色质。细胞质致密、角化、嗜橘红色。背景常见角化碎片或坏死（图 6.9 和图 6.10）[21-23]。泌尿道鳞状细胞癌只有在对活检或膀胱切除标本广泛检查后才能诊断。

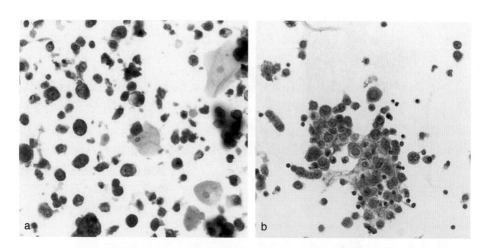

图 6.1 HGUC。a. 标本中细胞量非常丰富，大量多形性肿瘤细胞，伴坏死背景（自排尿，SP，低倍）。b. 涂片中布满异常细胞，高核质比，核轮廓明显。标本总体染色较淡，所以观察者应注意用背景中的正常细胞作为染色强度的对照。同时注意背景中的淋巴细胞，可用作核大小的对照（冲洗液，TP，中倍）

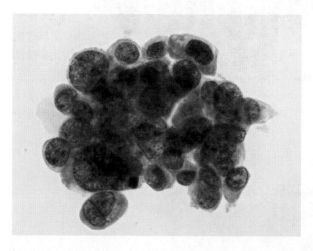

图 6.2 HGUC 表现为具有黏附性的恶性肿瘤细胞团。大部分肿瘤细胞的核质比是 0.7（膀胱冲洗液，TP，高倍）

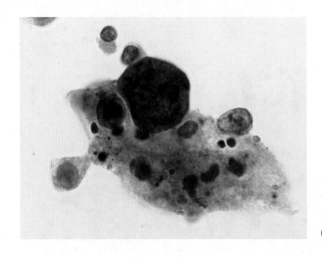

图 6.3 HGUC 患者尿标本 1 个肿瘤细胞呈核深染。注意黏附在细胞上的肿瘤性坏死（膀胱冲洗液，TP，高倍）

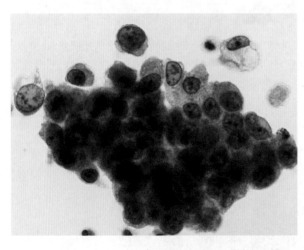

图 6.4 HGUC 显示核膜不规则，局部核膜增厚。核形状和大小多样（膀胱冲洗液，TP，高倍）

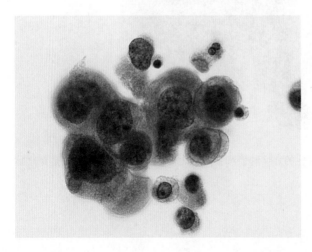

图 6.5 HGUC 显示粗糙和块状的染色质（自排尿，TP，高倍）

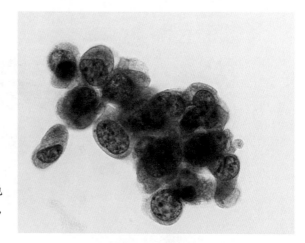

图 6.6 HGUC 显示粗糙的染色质和核膜不规则（膀胱冲洗液，TP，高倍）

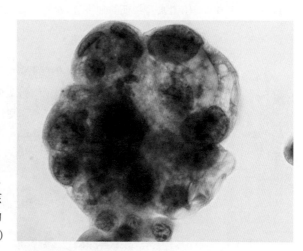

图 6.7 HGUC 伴有胞质空泡化，提示腺样分化。核膜不规则，核深染和染色质粗糙是 HGUC 的典型表现（膀胱冲洗液，TP，高倍）

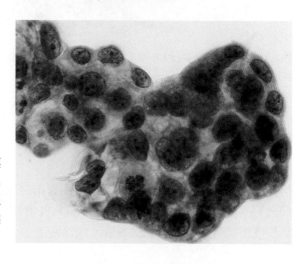

图 6.8 HGUC 显示核深染、核膜不规则、染色质粗糙和核分裂象。细胞质呈泡沫样，核质比不等，但根据核特征仍然归入 HGUC 类别（膀胱冲洗液，TP，高倍）

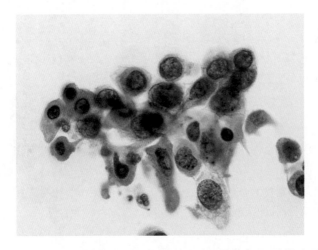

图 6.9　少量显示 HGUC 典型特征的细胞，邻近细胞显示鳞状分化（膀胱冲洗液，TP，高倍）

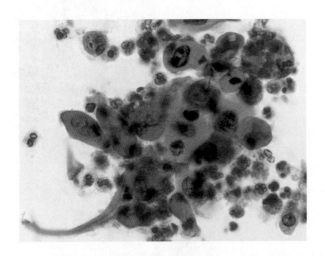

图 6.10　有 HGUC 病史的患者，肿瘤细胞出现明显的角化。诊断尿路上皮癌还是鳞癌只有在膀胱切除后对标本进行全面的组织学检查，获得鳞状分化的百分比才可确定（膀胱冲洗液，TP，高倍）

HGUC 伴腺性分化的定义

　　腺性分化是指在肿瘤细胞团内存在真正的腺体形成。腺细胞混杂在具有经典 HGUC 特征的恶性肿瘤细胞中（图 6.11 和图 6.12）。泌尿道腺癌只有在对活检或膀胱切除标本广泛检查后才能诊断。

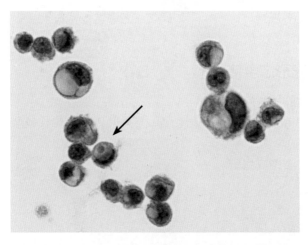

图 6.11　散在的 HGUC 细胞显示局灶腺性分化（膀胱冲洗液，TP，中倍）

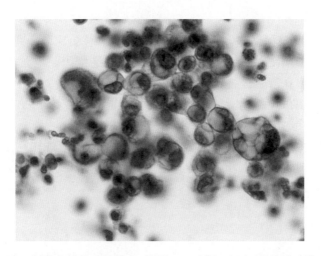

图 6.12　HGUC 肿瘤细胞伴腺性分化，与图 6.11 为同一标本（膀胱冲洗液，TP，高倍）

恶性诊断标准

根据巴黎系统共识，HGUC 的诊断标准如下（见注释）：

- 细胞量：至少 5~10 个异常细胞。
- 核质比：≥0.7。
- 核：中到重度核深染。

- 核膜：显著不规则。
- 染色质：粗糙 / 块状。

其他重要的细胞形态学特点

- 细胞多形性。
- 细胞大小和形状具显著多样性，即，椭圆形、圆形、拉长或浆细胞样（彗星细胞）。
- 胞质稀少，淡染或致密。
- 核仁显著。
- 核分裂象。
- 坏死碎片。
- 炎症。

注释

注释 1：除重度核深染和 / 或显著的核不规则外，核质比增高到至少为 0.7 也是一个基准，用于指导细胞病理医生识别恶性肿瘤细胞。绝大多数 HGUC 细胞的核质比大于 0.7，尽管部分细胞的核质比可介于 0.5~0.7。

注释 2：核深染的特征是肿瘤细胞核染色质非常致密。深染强度达到中到重度，应很容易区分标本中的 HGUC 细胞与良性细胞。

注释 3：明显的核仁可见于 HGUC 细胞，但也见于反应性尿路上皮细胞。反应性尿路上皮细胞不符合 HGUC 的其他标准，因此，恶性肿瘤细胞可出现明显核仁伴 HGUC 的其他标准。

恶性报告率

尿细胞学报告为"恶性"的比例相对较低，可以预期报告率会根据患者的临床特点和人口学特征（风险），以及申请尿细胞学检查的临床医生的职业习惯差异而有所不同。因此，各个实验室可有相当不同的"恶性"判读比例。还值得注意的是，对于细胞学诊断为"恶性"和"可疑恶性"的患者常常采取相似的处理方式。因此很多研究在评估尿细胞学诊断准确性时常恰当地将这 2 个类别合并。

在 Papanicolaou 博士最初关于尿细胞学诊断膀胱癌可行性的报道中，肿瘤阳性率为 27/83 例（33%）[24]。无疑该研究中的患者群体是经过选择的高危人群。更为现代的规模更大的研究所报道的恶性肿瘤报告率则远远更低，占所有尿细胞学病例的 1.7%~5.8%[25-27]。这些研究还证实了膀胱冲洗液和上尿路尿细胞学标本的恶性肿瘤报告率有高于自排尿的倾向。

　　巴黎报告系统工作组也做了一次国际范围的研究，力图进一步明确不同学术性及非学术性机构的恶性肿瘤报告率。该研究的数据见表 6.1。贡献这些数据的细胞病理实验室包括学术性和非学术性机构，提供了 2013 年的数据。恶性或"见恶性肿瘤"的病例占比范围为 1.0%~6.3%。此外，可疑恶性的报告率范围为 0.2%~5.4%。这再次显示大多数临床实验室最终给出不确定报告的病例数较低。"未见恶性"的报告率范围为 64.8%~96.1%，表明大多数病例是良性。

表 6.1　巴黎小组对临床实验室尿细胞学标本恶性报告率的外联调查

地点	研究机构类型	总数	PFMC/%	SFMC/%	非典型，NOS/%	阴性/%	冲洗液/%
Charlotte, NC	学术性 /PP	1 808	1.0	0.7	3.5	94.8	9.0
New York, NY	学术性	9 120	1.0	1.3	4.3	93.4	N/A
Columbia, SC	学术性 /PP	841	1.1	1.8	8.2	88.9	N/A
Springfield, IL	PP	1 529	1.2	1.8	21.4	75.6	1.4
Denver, CO	学术性	956	1.3	3.7	19.6	75.4	1.0
Worcester, MA	学术性	6 853	1.9	1.1	15.9	81.1	1.0
Brunswick, GA	PP	2 688	1.9	0.8	20.9	76.4	4.4
St. Louis, MO	学术性	2 073	2.0	3.6	15.4	79	N/A
Bangor, ME	PP	3 069	2.0	1.2	N/A	96.1	N/A
Montreal, Canada	学术性	6 043	2.6	1.9	17.3	78.2	16.1
Longview, TX	PP	722	2.1	0.2	3.1	94.6	20.1
Hammond, IN	PP	734	2.7	1.8	9.7	95.8	N/A
Seattle, WA	PP	3 987	3.1	2.6	14.7	79.6	N/A
Maywood, IL	学术性	2 005	3.27	1.25	6.09	89.3	74
Nagoya, Japan	PP	4 932	3.3	1.2	7.3	88.2	1.0
Kyoto, Japan	学术性	2 796	3.5	1.4	2.9	92.1	12.2
Trenton, NJ	PP	81	4.9	2.7	21	71.4	22.2
Toulouse, France	学术性	2 380	5.1	0.8	1.8	92.3	N/A
Brunswick, NJ	学术性	1 270	6.1	5.4	23.7	64.8	17.4
Atlanta, GA	学术性	1 184	6.3	4.5	5.2	83.7	4.0

PP，私营机构；N/A，不适用；PFMC，恶性；SFMC，可疑恶性；NOS，非特指。

恶性风险

有关尿细胞学诊断效率的研究一致表明，当诊断测试的阳性目标为"恶性肿瘤细胞"时，假阳性不多见。因此，阳性定义为"恶性肿瘤"时，尿细胞学的阳性预测值和特异性都很高。研究报道，阳性尿细胞学病例的特异性范围为78%~100%，大多数研究中特异性大于 90%[19,25-29]。值得注意的是，其中一些研究将"可疑恶性肿瘤"视为阳性结果。将立即进行的组织学随访作为金标准评价尿细胞学（一种常用的实验设计），会导致部分真阳性病例被错误地分类为假阳性。阳性尿细胞学在临床上有一段时间无法发现疾病，随后发展为或发现隐匿性 UC，这就是众所周知的"预期阳性"现象。因此，一些随访期较短的研究低估了尿细胞学的真正特异性和阳性预测值。由于细胞学 HGUC 阳性具有恶性肿瘤的高风险，这些病例临床上需要进行膀胱镜检查，并要对任何被判断或怀疑为 CIS 的病变进行活检，必要时进一步评估上尿路以寻找有临床意义的疾病。

（万晓春　译）

参考文献

1. Ramakumar S, Bhuiyan J, Besse JA, Roberts SG, Wollan PC, Blute ML, O'Kane DJ. Comparison of screening methods in the detection of bladder cancer. J Urol. 1999;161: 388–94.
2. Karakiewicz PI, Benayoun S, Zippe C, Lüdecke G, Boman H, Sanchez-Carbayo M, et al. Institutional variability in the accuracy of urinary cytology for predicting recurrence of transitional cell carcinoma of the bladder. BJU Int. 2006;97:997–1001.
3. Owens CL, VandenBussche CJ, Burroughs FH, Rosenthal DL. A review of reporting systems and terminology for urine cytology. Cancer Cytopathol. 2013;121:9–14.
4. Papanicolaou GN. Cytology of the urine sediment in neoplasms of the urinary tract. J Urol. 1947;57:375–9.
5. Koss LG, Bartels PH, Sychra JJ, Wied GL. Diagnostic cytologic sample profiles in patients with bladder cancer using TICAS system. Acta Cytol. 1978;22:392–7.
6. Epstein JI, Amin MB, Reuter VR, Mostofi FK. The World Health Organization/International Society of Urological Pathology consensus classification of urothelial (transitional cell) neoplasms of the urinary bladder. Bladder Consensus Conference Committee. Am J Surg Pathol. 1998;22:1435–48.
7. Layfield LJ, Elsheikh TM, Fili A, Nayar R, Shidam V, Papanicolaou Society of Cytopathology. Review of the state of the art and recommendations of the Papanicolaou Society of Cytopathology for urinary cytology procedures and reporting: the Papanicolaou Society of Cytopathology Practice Guidelines Task Force. Diagn Cytopathol. 2004;30:24–30.
8. Li HX, Wang MR, Zhao H, Cao J, Li CL, Pan QJ. Comparison of fluorescence in situ hybridization, nmp22 bladderchek, and urinary liquid-based cytology in the detection of bladder urothelial carcinoma. Diagn Cytopathol. 2013;41:852–7.

9. Yafia FA, Brimob F, Auger M, Aprikian A, Tanguay S, Kassouf W. Is the performance of urinary cytology as high as reported historically? A contemporary analysis in the detection and surveillance of bladder cancer. Urol Oncol. 2014;32:27.e1–e6.

10. Tanaka N, Kikuchi E, Kanao K, Matsumoto K, Shirotake S, Kobayashi H, et al. The predictive value of positive urine cytology for outcomes following radical nephroureterectomy in patients with primary upper tract urothelial carcinoma: a multi-institutional study. Urol Oncol. 2014;32:48.e19–e26.

11. Kobayashi Y, Saika T, Miyaji Y, Saegusa M, Arata R, Akebi N, et al. Preoperative positive urine cytology is a risk factor for subsequent development of bladder cancer after nephroureterectomy in patients with upper urinary tract urothelial carcinoma. World J Urol. 2012;30:271–5.

12. Zieger K, Wolf H, Olsen PR, Hojgaard K. Long-term follow-up of noninvasive bladder tumors (stage Ta): recurrence and progression. BJU Int. 2000;85:824–8.

13. Okajima E, Fujimoto H, Mizutani Y, Kikuchi E, Koga H, Hinotsu S, Cancer Registration Committee of the Japanese Urological Association. Cancer death from non-muscle invasive bladder cancer: report of the Japanese Urological Association of data from the 1999–2001 registry in Japan. Int J Urol. 2010;17:905–12.

14. Koga F, Kobayashi S, Fujii Y, Ishioka J, Yokoyama M, Nakanishi Y, et al. Significance of positive urine cytology on progression and cancer-specific mortality of non-muscle-invasive bladder cancer. Clin Genitourin Cancer. 2014;12:e87–93.

15. Pan CC, Chang YH, Chen KK, Yu HJ, Sun CH, Ho DM. Prognostic Significance of the 2004 WHO/ISUP classification for prediction of recurrence, progression, and cancer-specific mortality of non-muscle-invasive urothelial tumors of the urinary bladder a clinicopathologic study of 1,515 cases. Am J Clin Pathol. 2010;133:788–95.

16. Cheng L, MacLennan GT, Lopez-Beltran A. Histologic grading of urothelial carcinoma: a reappraisal. Human Pathol. 2012;43:2097–108.

17. Bhatia A, Dey P, Kakkar N, Srinivasan R, Nijhawan R. Malignant atypical cell in urine cytology: a diagnostic dilemma. CytoJournal. 2006;3:28.

18. Potts SA, Thomas PA, Cohen MB, Raab SS. Diagnostic accuracy and key cytologic features of high-grade transitional cell carcinoma in the upper urinary tract. Mod Pathol. 1997;10: 657–62.

19. Reid MD, Osunkoya AO, Siddiqui MT, Looney SW. Accuracy of grading of urothelial carcinoma on urine cytology: an analysis of interobserver and intraobserver agreement. Int J Clin Exp Pathol. 2012;5:882–91.

20. Sauter G, Algaba F, Amin MB, Busch C, Cheville J, Gasser T, et al. Non-invasive urothelial neoplasias: WHO classification of noninvasive papillary urothelial tumors. In: Eble JN, Sauter G, Epstein JI, Sesterhenn IA, editors. World Health Organization classification of tumors. Pathology and genetics of tumors of the urinary system and male genital organs. Lyon: IARCC; 2004. p. 110.

21. Reuter VE. The pathology of bladder cancer: a review of its diverse morphology. Urology. 2006;67(3 Suppl 1):11–7; discussion 17–8.

22. Eble JN, Young RH. Carcinoma of the urinary bladder: a review of its diverse morphology. Semin Diagn Pathol. 1997;14:98–108.

23. Lopez-Beltran A, Cheng L. Histologic variants of urothelial carcinoma: a differential diagnosis and clinical implications. Hum Pathol. 2006;37:1371–88.

24. Papanicolaou GN, Marshall VF. Urine sediment smears as a diagnostic procedure in cancers of the urinary tract. Science. 1945;101:519–20.

25. Raab SS, Grzybicki DM, Vrbin CM, Geisinger KR. Urine cytology discrepancies: frequency, causes, and outcomes. Am J Clin Pathol. 2007;127:946–53.

26. Sternberg I, Rona R, Olsfanger S, Lew S, Leibovitch I. The clinical significance of class III (suspicious) urine cytology. Cytopathology. 2011;22:329–33.

27. Rosenthal DL, VandenBussche CJ, Burroughs FH, Sathiyamoorthy S, Guan H, Owens C. The

Johns Hopkins Hospital template for urologic cytology samples: part I—creating the template. Cancer Cytopathol. 2013;121:15–20.

28. Ton Nu TN, Kassouf W, Ahmadi-Kaliji B, Charbonneau M, Auger M, Brimo F. The value of the "suspicious for urothelial carcinoma" cytology category: a correlative study of 4 years including 337 patients. Cancer Cytopathol. 2014;22:796–803.

29. Ubago JM, Mehta V, Wojcik EM, Barkan GA. Evaluation of atypical urine cytology progression to malignancy. Cancer Cytopathol. 2013;121:387–91.

第7章 低级别尿路上皮肿瘤(LGUN)

Eva M. Wojcik, Tatjana Antic, Ashish Chandra,
Michael B. Cohen, Zulfia McCroskey, Jae Y. Ro, Taizo Shiraish

背景

多年来有多种分类方案试图根据形态学对膀胱癌进行分类,目的是更准确地预测其生物学行为,如复发、进展,以及新肿瘤的发生。1998年,世界卫生组织(WHO)与国际泌尿病理协会(ISUP)共同修正了非浸润性乳头状病变和平坦型尿路上皮病变的分类系统,并被2004年最新版WHO"泌尿系统和男性生殖器官病理学"所采用。该系统将平坦型异型增生与原位癌(CIS)分开,并将乳头状尿路上皮肿瘤分为4个组(表7.1):尿路上皮乳头状瘤、低度恶性潜能的乳头状尿路上皮肿瘤(PUNLMP)、低级别乳头状尿路上皮癌(LGPUC),和高级别乳头状尿路上皮癌(HGPUC)。虽然这一分类得到认可,已发表的比较结果并未证实2004版WHO/ISUP分类比1973版WHO分类有更好的重复性[1-3]。此外,尽管有明确的诊断标准,病理医生们在总体分级判断的一致性上有显著差异,介于50%~60%[4-7]。进一步又发现存在组织学过低诊断HGUC的趋势,发生率为15%[6]。

表7.1 非浸润性尿路上皮肿瘤的分级

1973年WHO分类	2004年WHO/ISUP分类
尿路上皮乳头状瘤	尿路上皮乳头状瘤
1级	低度恶性潜能的乳头状尿路上皮肿瘤
2级	低级别乳头状尿路上皮癌
3级	高级别乳头状尿路上皮癌
原位癌	原位癌

ISUP,国际泌尿病理协会。

　　2004版WHO/ISUP分类的作者明确表示他们的工作仍在进行中[8]。他们也表示，作为一组遗传稳定的肿瘤，非浸润性LGPUC极有可能不应被命名为癌症。非浸润性LGPUC出现在癌症报告中是不正常现象。人体组织中没有其他癌症（除非是原位癌）是在缺乏浸润的情况下被病理医生叫作或报告成癌的。也许对于WHO、ISUP或其他有兴趣的团体（如泌尿科医生）而言，是时候来讨论一下这个反常的术语。

定义

尿路上皮乳头状瘤的组织学定义[8]

　　尿路上皮乳头状瘤定义为一种不融合的纤细的乳头状生长方式，有纤维血管轴心，被覆的尿路上皮与正常尿路上皮无法区分（通常厚度不超过7层细胞）。

PUNLMP 的组织学定义[8]

　　PUNLMP是一种乳头状尿路上皮肿瘤，形态与尿路上皮乳头状瘤相似，有纤细的乳头，被覆上皮类似正常尿路上皮，但细胞厚度增加，通常超过7层。细胞学上，无或仅有轻微的核非典型性，尽管与正常细胞相比，细胞核可有轻度增大和拉长。

LGPUC 的组织学定义[8]

　　LGPUC通常较小，局限于上皮层，无间质浸润，采用局部切除治疗[3]。其特征是出现细乳头、频见分支、有轻度融合、排列有序，并有轻微的组织结构变化。与尿路上皮乳头状瘤和PUNLMP相比，LGPUC有轻度但可识别的细胞核非典型性，诸如极性、大小、形状、核边缘和核染色质的变化。

尿路上皮异型增生的组织学定义：平坦型低级别尿路上皮内肿瘤[8]

　　平坦型低级别尿路上皮内肿瘤是一种平坦型病变，有轻微的结构紊乱和一定程度的细胞非典型性，但不足以诊断为CIS。这些病变具有不同程度的通常可辨认的极性消失。细胞核可有不规则边缘，染色质形态有轻度改变，核仁不明显，核分裂象罕见。

低级别尿路上皮肿瘤的细胞学定义

　　为了与2004版WHO/ISUP术语一致，低级别尿路上皮肿瘤（LGUN）定义为一种组合的细胞学术语，用于描述低级别乳头状肿瘤（LGPUN）（包括尿路上皮乳头状瘤、PUNLMP 和 LGPUC）以及平坦型低级别尿路上皮内肿瘤。我们支持这一观点，它代表了目前细胞病理学领域的共识，我们不应试图在泌尿道细胞学标本中区分这些病变类型[9-11]。最重要的是，要将这些肿瘤与 HGUC 及原位癌相区分，这已在第 6 章进行了讨论。我们也承认细胞学区分低级别病变和正常尿路上皮细胞极为困难。因此，我们能够作出明确诊断的唯一情境将描述如下。

LGUN 细胞学诊断标准（不论标本类型：自排尿或器械尿）

三维乳头状细胞簇（指伴核重叠的细胞簇，形成"乳头"），细胞丰富，伴含毛细血管的纤维血管轴心（图 7.1~ 图 7.3）。只有出现这种特点，才可能对细胞学标本明确诊断为 LGUN[9]。

出现以下特征时，可以考虑细胞学诊断为 LGUN，特别是与膀胱镜或组织学活检符合的病例[12]。但是，这些病例应该归入未见高级别尿路上皮癌（NHGUC）（图 7.4~ 图 7.7）：

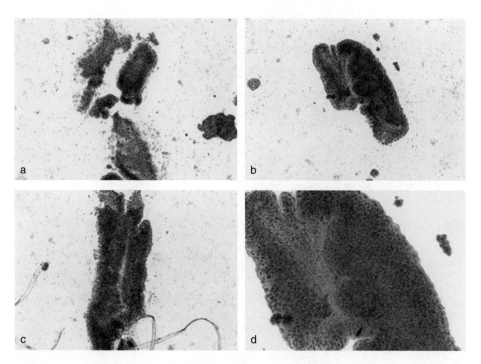

图 7.1 LGUN（组图）。a. 高度富于细胞的标本，含有大量组织片段。b~d. 一些组织片段显示三维乳头状结构。乳头状结构的中心可见纤维血管轴心（肾盂冲洗液，CS，a~c 低倍，d 中倍）

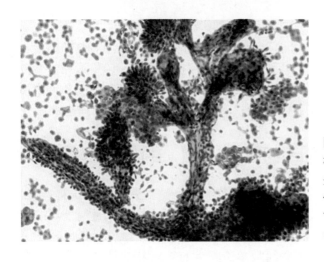

图 7.2 LGUN。三维乳头状结构，有中央轴心。注意形成乳头的细胞有轻度细胞非典型性和排列紊乱。图片由 David Wilbur 惠赠（肾盂冲洗液，CS，中倍）

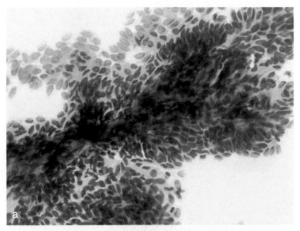

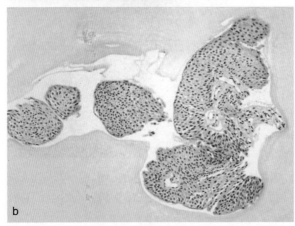

图 7.3 LGUN。a. 三维细胞簇，伴核重叠和乳头形成。有一条纤细的毛细血管穿过细胞簇中央（冲洗液，TP，低倍）。b. LGUN。偶尔，如果容器内剩余标本充足，可制作细胞块，有助于观察纤维血管轴心（冲洗液，细胞块，HE 染色，低倍）

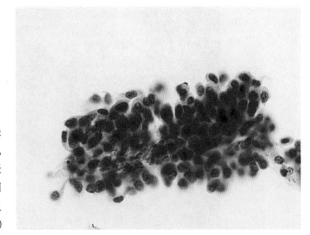

图 7.4　NHGUC，在注释中提示 LGUN。边界不清的三维乳头状结构可能是 LGUN 的表现。未见明显的毛细血管。细胞簇中央红细胞聚集，像是血管壁的轮廓（冲洗液，TP，中倍）

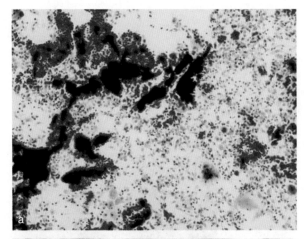

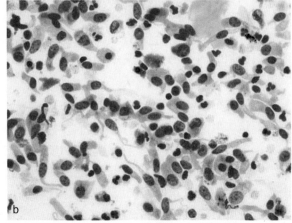

图 7.5　NHGUC，在注释中提示 LGUN。a. 高度富于细胞的标本，有大量三维组织片段。未见纤维血管轴心（冲洗液，TP，低倍）。b. NHGUC，在注释中提示 LGUN。大量一致的单个细胞，形似"尾蚴"，有拉长的尾巴和偏位的核（冲洗液，TP，高倍）

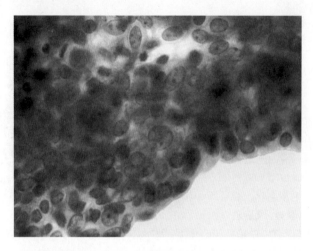

图 7.6 NHGUC,在注释中提示 LGUN。由具有轻度细胞非典型性的尿路上皮细胞组成的细胞簇,核质比增高,核重叠,细胞大小不一,核膜轻度不规则,胞质致密(冲洗液,TP,高倍)

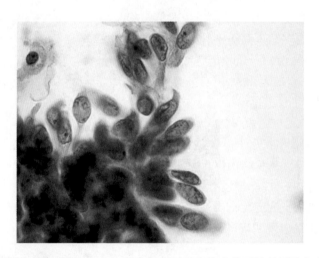

图 7.7 NHGUC,在注释中提示 LGUN。由具有轻度细胞非典型性的尿路上皮细胞组成的细胞簇,核质比增高,核卵圆形,偶见核沟,核膜轻度不规则(冲洗液,TP,高倍)

- 三维细胞簇,无纤维血管轴心(图 7.5a)。
- 单一形态的单个细胞(非伞细胞)数量增加(图 7.5b)。

以下特征,虽然过去被报道为 LGPUC 的特点[13-15],但也可能与 HGUC 相关[16]。当缺乏其他 HGUC 特点时,这些细胞学特点可能提示 LGUN 病变(见图 7.4)。再次强调,这些病例应该归入 NHGUC:

- 细胞质均质性(图 7.6)。

- 核边缘不规则（图 7.7）。
- 核质比增高。

注释

注释 1：考虑到 LGPUC 的组织学定义中包括的细胞学特征仅有轻微变化，主要是轻度细胞核增大和核轮廓不规则，在尿细胞学标本中实际上无法区分 LGPUC 与尿路上皮乳头状瘤和 PUNLMP。阐述尿液标本中 LGPUC 的细胞学特点的研究相对较少。尽管早先的研究[13,14,17]列出了 3 条可以诊断 LGPUC 的关键形态学特征（核增大、轻度核轮廓不规则和细胞质均质性），但报道的细胞学诊断 LGPUC 的灵敏度和观察者间的一致性仍然较低[9,18,19]。这些研究是基于高度选择的人群，仅有下尿路标本，可疑度很高，对形态学特征进行了回顾性分析，在初始细胞学阳性诊断后进行了长期随访[13,15]。最重要的是，其中一些研究将 2 级肿瘤（移行细胞癌，2 级）归入低级别肿瘤组。自从 2004 年 WHO/ISUP 分类投入使用，尿路上皮肿瘤分级发生了很大的变化。以前归入 2 级的肿瘤现在更多归入高级别肿瘤[5,6,20]。

注释 2：与之前的报道相同[11,18]，最近的一项研究[21]发现，以前描述的可用于诊断 LGPUC 的大部分特点在有或没有组织学证实的 LGPUC 的患者中出现概率几乎相同，无论标本来自上尿路还是下尿路。具体来说，轻度核膜不规则见于 48% 的 LGPUC 及 47.2% 的阴性对照（P=0.93）；轻度核增大见于 42.9% 的 LGPUC 患者及 49.1% 的阴性对照（P=0.26）。尽管胞质均质性和含有纤维血管轴心的三维乳头状结构仅仅见于 LGPUC，但很多病例并未出现这些特点。因此，这项研究中这些标准没有统计学意义。

绝大多数细胞病理工作者认为，唯一可以用器械尿标本对 LGPUC 作出明确诊断的特征是出现明确的纤维血管轴心（有毛细血管）[9]。然而，这一发现是极为罕见的。

注释 3：偶尔，标本中细胞量非常丰富，由形态非常单一且绝大多数为单个分布的细胞组成。这些病例常缺乏或仅有极少数伞细胞（图 7.5a）。单个细胞具有极轻微的细胞非典型性（图 7.5b）。在这些器械尿标本中上述线索可能提示 LGPUN。然而，这些病例中肿瘤通常较大，膀胱镜容易发现。这些病例仍应归入 NHGUC 类别，可选择加以备注说明考虑 LGUN。

注释 4：平坦型低级别尿路上皮内肿瘤的特点是由组织病理医生定义的[22,23]。自从 1984 年 Murphy 在其开创性的工作[13]中，以及随后 Dean 等在 1987 年的报道中[24]描述了尿液标本中尿路上皮异型增生的细胞形态学特点至今，其他病理医生未能获得类似结果[25]。另外，从那以后提出的很多细胞学报告模板[26]在诊断中略去了尿路上皮异型增生。事实上，即使在组织病理医生之中，诊断平坦型低级别尿路上皮内肿瘤的可重复性也较低[27,28]。从临床角度来看，绝大多数尿路上皮异型增生是膀胱内其他肿瘤的继发病变或与之同时出现[27]，很少会进展为浸润性癌[8]。

LGPUN 或平坦型低级别尿路上皮异型增生中出现的细胞非典型性可能很轻微，细胞病理医生不容易识别。LGPUN 的细胞学和组织学特点也可能有一定程度的重叠。因此，我们认为"LGUN"是更好的细胞学术语，包括低级别乳头状肿瘤（尿路上皮乳头状瘤、PUNLMP 和 LGPUC）以及平坦型低级别尿路上皮异型增生。

在日常工作中，细胞病理医生应尽可能将细胞学结果与膀胱镜和膀胱活检相联系。这一点应在报告中作为跟随诊断的备注内容予以清楚地说明。

复发率和进展风险

LGPUN 仅有极少的细胞遗传学异常，*FGFR3* 突变最常见[29]，表明这些肿瘤是遗传稳定性肿瘤[8]。根据 2004 年 WHO/ISUP 组织学分类，尿路上皮乳头状瘤的复发率是 8%，PUNLMP 是 35%~47%，LGPUC 是 48%~71%。这些数字来自数量较为有限的研究，而且据报道进展率可能更低：乳头状瘤是 0%[30]，PUNLMP 是 3.6%[31]，LGPUC 是 5%~25%[6,8,32]。部分研究中 LGPUC 进展为 HGPUC 的发生率相对较高，可能的原因包括取样误差、尿路上皮癌分级过低的趋向，以及基于主要肿瘤成分而非最高级别肿瘤成分进行分级[6]。

由于平坦型低级别尿路上皮异型增生的真实发病率情况不明，其真实疾病进展率尚不清楚[8]。一些作者报道其向原位癌、乳头状尿路上皮癌和 HGUC 进展的发生率为 15%~19%[33,34]。

由于前述困难，低级别疾病不容易被识别，在细胞学实验室开展反馈性辅助检查可能有价值。在那些容器中有剩余标本的病例中，制备细胞块[35]会有助于明确诊断（见图 7.3）。辅助技术在后文予以讨论（见第 9 章）。

（万晓春 译）

参考文献

1. Babjuk M, Burger M, Zigeuner R, Shariat SF, van Rhijn BW, Comperat E, et al. EAU guidelines on non-muscle-invasive urothelial carcinoma of the bladder: update 2013. Eur Urol. 2013;64:639–53.
2. Curry JL, Wojcik EM. The effects of the current World Health Organization/International Society of Urologic Pathologists bladder neoplasm classification system on urine cytology results. Cancer. 2002;96:140–5.

3. Epstein JI. The new World Health Organization/International Society of Urological Pathology (WHO/ISUP) classification for TA, T1 bladder tumors: is it an improvement? Crit Rev Oncol Hematol. 2003;47:83–9.

4. May M, Brookman-Amissah S, Roigas J, Hartmann A, Störkel S, Kristiansen G, et al. Prognostic accuracy of individual uropathologists in noninvasive urinary bladder carcinoma: a multicentre study comparing the 1973 and 2004 World Health Organisation classifications. Eur Urol. 2010;57:850–8.

5. van Rhijn BW, van Leenders GJ, Ooms BC, Kirkels WJ, Zlotta AR, Boevé ER, et al. The pathologist's mean grade is constant and individualizes the prognostic value of bladder cancer grading. Eur Urol. 2010;57:1052–7.

6. Miyamoto H, Brimo F, Schultz L, Ye H, Miller JS, Fajardo DA, et al. Low-grade papillary urothelial carcinoma of the urinary bladder: a clinicopathologic analysis of a post-World Health Organization/International Society of Urological Pathology classification cohort from a single academic center. Arch Pathol Lab Med. 2010;134:1160–3.

7. Tuna B, Yorukoglu K, Duzcan E, Sen S, Nese N, Sarsik B, et al. Histologic grading of urothelial papillary neoplasms: impact of combined grading (two-numbered grading system) on reproducibility. Virchows Arch. 2011;458:659–64.

8. Sauter G, Algaba F, Amin MB, Busch C, Cheville J, Gasser T, et al. Noninvasive urothelial neoplasias. In: Eble JN, Sauter G, Epstein JI, Sesterhenn IA, editors. World Health Organization classification of tumours. Pathology and genetics of tumors of the urinary system and male genital organs. Lyon: IARCC; 2004. p. 110–23.

9. Renshaw AA, Nappi D, Weinberg DS. Cytology of grade 1 papillary transitional cell carcinoma. A comparison of cytologic, architectural and morphometric criteria in cystoscopically obtained urine. Acta Cytol. 1996;40:676–82.

10. Renshaw AA. Compassionate conservatism in urinary cytology. Diagn Cytopathol. 2000;22:137–8.

11. Layfield LJ, Elsheikh TM, Fili A, Nayar R, Shidham V, Papanicolaou Society of Cytopathology. Review of the state of the art and recommendations of the Papanicolaou Society of Cytopathology for urinary cytology procedures and reporting: the Papanicolaou Society of Cytopathology Practice Guidelines Task Force. Diagn Cytopathol. 2004;30:24–30.

12. Mai KT, Ball CG, Kos Z, Belanger EC, Islam S, Sekhon H. Three-dimensional cell groups with disordered nuclei and cellular discohesion (3DDD) are associated with high sensitivity and specificity for cystoscopic urine cytopathological diagnosis of low-grade urothelial neoplasia. Diagn Cytopathol. 2014;42:555–63.

13. Murphy WM, Soloway MS, Jukkola AF, Crabtree WN, Ford KS. Urinary cytology and bladder cancer. The cellular features of transitional cell neoplasms. Cancer. 1984;53:1555–65.

14. Raab SS, Lenel JC, Cohen MB. Low grade transitional cell carcinoma of the bladder. Cytologic diagnosis by key features as identified by logistic regression analysis. Cancer. 1994;74:1621–6.

15. Raab SS, Slagel DD, Jensen CS, Teague MW, Savell VH, Ozkutlu D, et al. Low-grade transitional cell carcinoma of the urinary bladder: application of select cytologic criteria to improve diagnostic accuracy [corrected]. Mod Pathol. 1996;9:225–32.

16. Brimo F, Vollmer RT, Case B, Aprikian A, Kassouf W, Auger M. Accuracy of urine cytology and the significance of an atypical category. Am J Clin Pathol. 2009;132:785–93.

17. Hughes JH, Raab SS, Cohen MB. The cytologic diagnosis of low-grade transitional cell carcinoma. Am J Clin Pathol. 2000;114(Suppl):S59–67.

18. Reid MD, Osunkoya AO, Siddiqui MT, Looney SW. Accuracy of grading of urothelial carcinoma on urine cytology: an analysis of interobserver and intraobserver agreement. Int J Clin Exp Pathol. 2012;5:882–91.

19. Renshaw AA. Subclassifying atypical urinary cytology specimens. Cancer. 2000;90:222–9.

20. MacLennan GT, Kirkali Z, Cheng L. Histologic grading of noninvasive papillary urothelial neoplasms. Eur Urol. 2007;51:889–97. discussion 97-8.

21. McCroskey Z, Kliethermes S, Bahar B, Barkan GA, Pambuccian SE, Wojcik EM. Is a consistent cytologic diagnosis of low-grade urothelial carcinoma in instrumented urinary tract cytologic specimens possible? A comparison between cytomorphologic features of low-grade urothelial carcinoma and non-neoplastic changes shows extensive overlap, making a reliable diagnosis impossible. J Am Soc Cytopathol. 2014;4:90–7.

22. Amin MB, Murphy WM, Reuter VE, Ro JY, Ayala AG, Weiss MA, et al. A symposium on controversies in the pathology of transitional cell carcinomas of the urinary bladder. Part I. Anat Pathol. 1996;1:1–39.

23. Amin MB, McKenney JK. An approach to the diagnosis of flat intraepithelial lesions of the urinary bladder using the World Health Organization/ International Society of Urological Pathology consensus classification system. Adv Anat Pathol. 2002;9:222–32.

24. Dean PJ, Murphy WM. Carcinoma in situ and dysplasia of the bladder urothelium. World J Urol. 1987;5:103–7.

25. Ooms EC, Veldhuizen RW. Cytological criteria and diagnostic terminology in urinary cytology. Cytopathology. 1993;4:51–4.

26. Owens CL, VandenBussche CJ, Burroughs FH, Rosenthal DL. A review of reporting systems and terminology for urine cytology. Cancer Cytopathol. 2013;121:9–14.

27. Lopez-Beltran A, Montironi R, Vidal A, Scarpelli M, Cheng L. Urothelial dysplasia of the bladder: diagnostic features and clinical significance. Anal Quant Cytopathol Histpathol. 2013;35:121–9.

28. Amin MB, Trpkov K, Lopez-Beltran A, Grignon D, Members of the ISUP Immunohistochemistry in Diagnostic Urologic Pathology Group. Best practices recommendations in the application of immunohistochemistry in the bladder lesions: report from the International Society of Urologic Pathology consensus conference. Am J Surg Pathol. 2014;38:e20–34.

29. van Rhijn BW, Montironi R, Zwarthoff EC, Jöbsis AC, van der Kwast TH. Frequent FGFR3 mutations in urothelial papilloma. J Pathol. 2002;198:245–51.

30. McKenney JK, Amin MB, Young RH. Urothelial (transitional cell) papilloma of the urinary bladder: a clinicopathologic study of 26 cases. Mod Pathol. 2003;16:623–9.

31. Cheng L, Zhang S, MacLennan GT, Williamson SR, Lopez-Beltran A, Montironi R. Bladder cancer: translating molecular genetic insights into clinical practice. Hum Pathol. 2011;42:455–81.

32. Jackson J, Barkan GA, Kapur U, Wojcik EM. Cytologic and cystoscopic predictors of recurrence and progression in patients with low-grade urothelial carcinoma. Cancer Cytopathol. 2013;121:398–402.

33. Cheng L, Cheville JC, Neumann RM, Bostwick DG. Natural history of urothelial dysplasia of the bladder. Am J Surg Pathol. 1999;23:443–7.

34. Zuk RJ, Rogers HS, Martin JE, Baithun SI. Clinicopathological importance of primary dysplasia of bladder. J Clin Pathol. 1988;41:1277–80.

35. Nathan NA, Narayan E, Smith MM, Horn MJ. Cell block cytology. Improved preparation and its efficacy in diagnostic cytology. Am J Clin Pathol. 2000;114:599–606.

第8章 其他原发性和转移性恶性肿瘤及杂类病变

Rana S. Hoda，Stefan E. Pambuccian，Jae Y. Ro，Sun Hee Sung

原发性非尿路上皮肿瘤

膀胱的非尿路上皮肿瘤少见，在所有膀胱肿瘤中不到 5%，罕见于尿细胞学标本[1,2]。非尿路上皮癌（non-UC）和转移性肿瘤的细胞学诊断偶见描述，常为诊断难题，因其与尿路上皮癌（UC）存在形态学重叠。而且，在细胞学标本或活检小标本中，可能无法通过细胞学鉴别 UC 伴异源性分化与单纯非 UC，常需要手术切除标本才能明确诊断。原发性非 UC 表现为侵袭性临床过程，常以进展期疾病形式出现。综合临床细节、影像学结果和病理学诊断的多学科合作是迅速制订临床决策和及早采取干预治疗所必不可少的。然而其总体生存率仍然很低[3]。膀胱的转移性肿瘤罕见，必须复阅先前的原发性肿瘤的资料，以排除独立发生原发性非 UC 的可能性[4]。

本章将回顾非尿路上皮肿瘤和膀胱转移性肿瘤的背景、病因学、细胞学诊断标准[5,6]，特别是组织学诊断以及运用免疫细胞化学和免疫组织化学协助诊断的内容。

上皮性恶性肿瘤

鳞状细胞癌

背景

在西方国家，鳞状细胞癌（SqCC）是泌尿道第 2 常见恶性肿瘤，占所有恶性肿瘤的 2%~5%，占膀胱肌层浸润性恶性肿瘤的 10%~20%[7]。然而，在埃及血吸虫（*Schistosoma hematobium*）感染流行的国家（北非和中东），SqCC 占所有膀胱恶性肿瘤的 25%~30%[8]。根据病因学和（血吸虫）临床表现，泌尿道 SqCC 可分为血吸虫相关性和非血吸虫相关性。不管病因学如何，泌尿道

SqCC 通常为高分化(10%)或中分化(60%),并有大量角化。

泌尿道非血吸虫相关性 SqCC 通常发生于成人,发病高峰为 60~70 岁,通常表现为无痛性血尿和尿路刺激症状。常伴有导致尿潴留并随之引发上皮损伤的疾病,例如脊髓损伤或截瘫,吸烟、饮食或细菌感染导致的慢性炎症,结石和长期环磷酰胺治疗[6,7]。

膀胱的血吸虫相关性 SqCC 发生于 50~60 岁慢性埃及血吸虫感染患者(图 8.1a 和图 8.1b)。男性与女性之比为 5:1~6:1,患者常有疼痛或可摸到有触

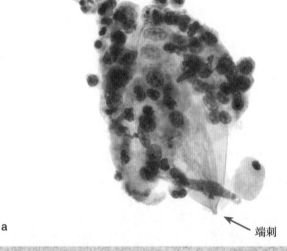

a 　　　　　　　　　　　　　　　　→ 端刺

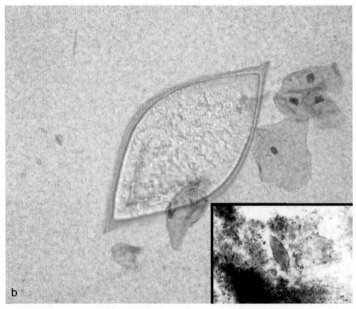

b

图 8.1 细胞学标本中的埃及血吸虫卵。a. 埃及血吸虫卵为卵圆形结构,具有 1 根端刺(在卵圆形虫卵的末端),被尿路上皮和炎症细胞围绕(自排尿,TP,高倍)。b. 老式过滤制备标本中清楚显示的血吸虫卵,注意柳叶刀形状的末端和虫卵内部细节。背景中有保存完好的鳞状细胞。插图示 1 个被炎症细胞和碎屑包围的血吸虫卵(自排尿;主图:过滤制备标本,高倍;插图:CS,中倍)

痛的肿块,偶见坏死尿(排出发白的坏死性肿瘤碎屑)[7]。

定义

泌尿道 SqCC 是一种仅显示鳞状分化的恶性肿瘤,不伴有尿路上皮或腺性成分。

诊断标准

- 标本中细胞量丰富,有大量单个或成巢的鳞状细胞(图 8.2 和图 8.3)。
- 肿瘤细胞体积大,多边形,有角化胞质,细胞边界清楚,核深染且有轻度至显著的非典型性(图 8.3 和图 8.4)。可出现纤维样细胞、蝌蚪样细胞、角化珠和"细胞内细胞"排列。
- 背景可显示无核鳞状细胞形成的斑块和碎片("鬼影细胞")、角化不全的非典型小细胞、坏死、红细胞和中性粒细胞(图 8.2 和图 8.5)。
- 可出现非角化型恶性肿瘤细胞团伴化生性形态(图 8.6)。

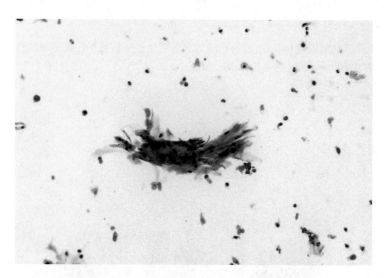

图 8.2　膀胱鳞状细胞癌(SqCC),显示一巢拉长的角化"纤维样"细胞,背景为炎症细胞和一些角化碎屑(自排尿,TP,低倍)

液基制备标本(LBP)

- 形态学类似于传统标本。然而,背景干净,因此细胞细节保存更好[6](图 8.2~ 图 8.4)。
- 剩余液基标本也可用于制作细胞块切片(图 8.7)。

注释

注释 1:膀胱高 - 中分化 SqCC 的细胞学诊断一般不难。高分化和分化差的 SqCC 可能存在诊断困难,前者可能难以被诊断为恶性,后者可能难以被识

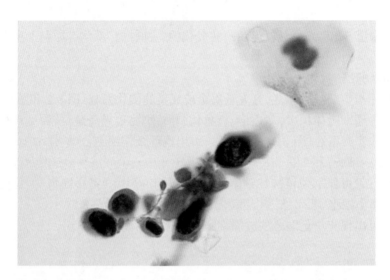

图 8.3　膀胱鳞状细胞癌(SqCC),具有粗糙的异型增生核的特征。比较肿瘤细胞与右上角伞细胞的细胞核大小和染色(自排尿,TP,中倍)

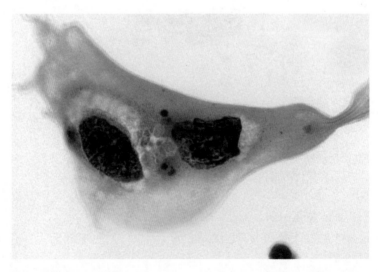

图 8.4　膀胱角化型 SqCC 细胞,肿瘤细胞大,呈多边形,有角化性嗜橘红色胞质,边界清楚,核深染且有轻度至显著的非典型性(自排尿,TP,高倍)

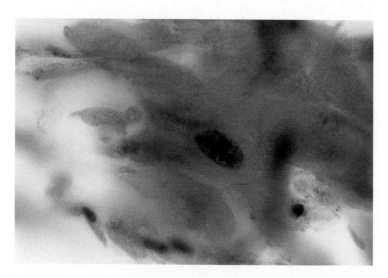

图 8.5　角化型 SqCC, 示无核鳞状细胞形成的斑块 / 片段（"鬼影细胞"）。注意一个有核的非典型鳞状细胞, 与其他细胞的退变核形成对比（自排尿, TP, 中倍）

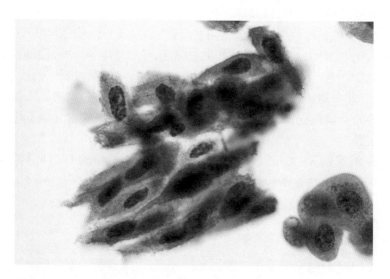

图 8.6　膀胱非角化型 SqCC 显示化生型细胞, 有僵硬的嗜碱性胞质和深染的成角的恶性肿瘤细胞核（自排尿, TP, 中倍）

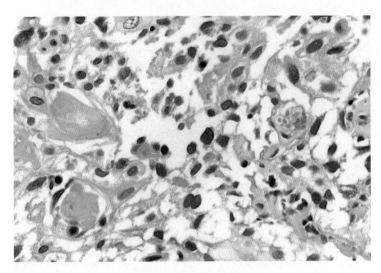

图 8.7   来自图 8.4 角化型 SqCC 的细胞块标本,许多肿瘤细胞核位于完整或瓦解的角化胞质中(HE,低倍)

别为鳞状细胞。

注释 2:对于高分化肿瘤,仔细观察可能会发现伴有核增大、深染或明显核膜不规则的鳞状细胞,以及坏死碎屑[9]。偶尔,这些肿瘤被诊断为"非典型鳞状细胞"。后者的鉴别诊断包括多种良性、异型增生性或恶性病变,包括膀胱的鳞状化生、鳞状上皮乳头状瘤、尖锐湿疣、异型增生、原位和浸润性 SqCC,以及来自女性下生殖道的上述病变的污染和 UC 伴异源性鳞状分化。鉴于和尿细胞学"非典型鳞状细胞"相关的恶性肿瘤的发现率约为 20%[9],这些患者可能需要膀胱镜检查和活检,也可能需要阴道镜检查以排除女性下生殖道起源的病变。

注释 3:诊断 SqCC 应当同时作免责声明,即不能排除 UC 伴异源性鳞状分化。单纯 SqCC 的诊断应当基于切除标本。S100P、GATA3 和 uroplakin Ⅲ[10]是可用于证实尿路上皮分化的免疫组化标志物,三者的灵敏度依次降低。

腺癌

背景

腺癌(AdCa)是泌尿道第 3 常见恶性肿瘤,占所有膀胱原发性恶性肿瘤的 0.5%~2.5%,包括膀胱腺癌和脐尿管腺癌。后者来自位于膀胱顶部的脐尿管残留,常继发性累及膀胱[7,11]。其他器官的腺癌很少通过直接扩散或转移继发性累及膀胱和上尿路,但比泌尿道原发性腺癌常见。原发性腺癌的风险因素包括膀胱外翻和肠型腺性膀胱炎[7,12]。

原发性膀胱腺癌和脐尿管腺癌具有相似的形态,可分为黏液型、肠型、印戒细胞型、上述类型的混合型,以及无独特形态的腺癌,即非特指型(AdCa,NOS)。脐尿管腺癌更多为黏液型("胶样型"),而非脐尿管腺癌更常见为非特指型(图 8.8)和印戒细胞型,这可能是非脐尿管腺癌预后更差的原因[13]。虽然膀胱原发性腺癌与 UC 具有相似的年龄和性别分布,脐尿管腺癌则发生于年轻得多的人群,中位年龄约为 50 岁,并且无性别分布倾向。就诊时临床症状为血尿、排尿困难、尿频,罕见黏液尿。

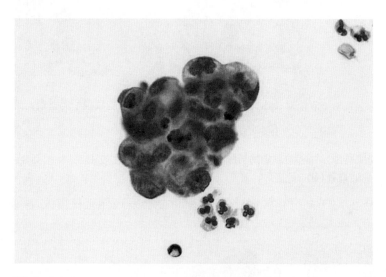

图 8.8 非特指型腺癌(AdCa,NOS),显示一簇具有偏位的不规则核的细胞,核仁明显,胞质细空泡状。观察单个细胞片段难以确定这种明显的空泡化是腺性分泌还是退变所致,但观察到多个这样的片段就能判定为腺性分化(自排尿,TP,高倍)

定义
膀胱原发性腺癌是一种恶性肿瘤,起源于化生的尿路上皮,组织学显示单纯的腺性分化。脐尿管腺癌发生于脐尿管残留内。

标准
● 细胞学标本的细胞量可多可少。
● 肠型(结肠型)腺癌(图 8.9)表现为柱状细胞簇和单个退变细胞,位于坏死和黏液背景中。核大,空泡状或深染,核形不规则,核仁可辨认或有明显核仁。胞质可呈空泡状(图 8.10)。
● 黏液型(胶样)腺癌表现为圆形三维细胞簇,簇中细胞排列拥挤且形态相当温和,有少到中等量花边样胞质,偶有黏液空泡,核中等大,可见核仁。背

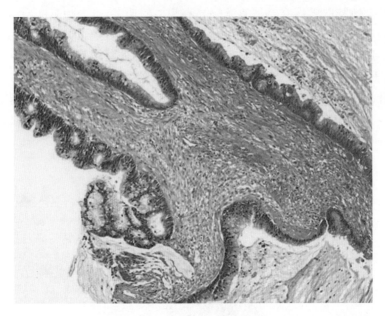

图 8.9　膀胱肠型(结肠型)腺癌的切除标本,显示肿瘤性腺上皮呈高柱状细胞,伴拉长的笔杆状核和黏液背景(HE,低倍)

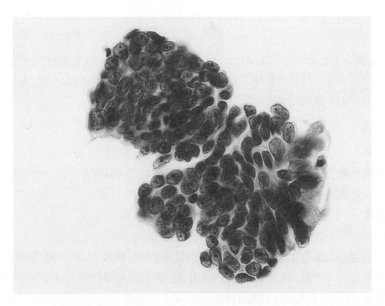

图 8.10　显示膀胱肠型(结肠型)腺癌的 1 个细胞簇。核大,柱状至圆形,不规则,深染,核膜厚,有明显核仁。胞质稀少,空泡状(自排尿,TP,高倍)

景出现黏液。

- 印戒细胞癌的细胞质具有含黏液的大空泡,可表现为透明或细空泡状,将新月形深染核推向细胞边缘(图 8.11)。
- 透明细胞腺癌的细胞可含有丰富的空泡状胞质,核居中,核可排列成簇,出现鞋钉样结构(图 8.12)。

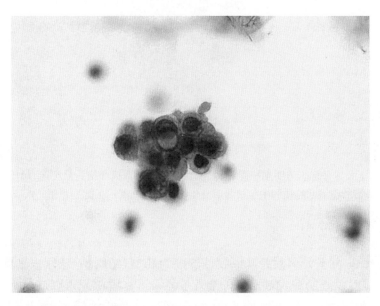

图 8.11　显示膀胱印戒细胞癌的 1 个细胞簇,其中 1 个细胞有新月形深染的细胞核,被 1 个胞质内黏液大空泡推向细胞边缘(自排尿,SP,高倍)

注释

注释 1:泌尿道细胞学标本中腺癌的形态依据腺癌类型而异,如上文所述,一般不难诊断为恶性[11-13]。

膀胱原发性高分化腺癌的鉴别诊断包括来自阴道或胃肠道瘘的腺细胞、腺性膀胱炎、肠型化生、肾源性化生 / 腺瘤和绒毛状腺瘤[7,14]。

注释 2:排除 UC 伴腺性分化可能较困难,并且可能需要使用免疫染色来显示出恶性尿路上皮成分,后者可能呈 S100P、p63 和 GATA3 阳性(阳性率递减)[15]。

然而,最大的难题是排除其他器官来源的腺癌继发性累及膀胱,它们可来自结直肠、前列腺或妇科恶性肿瘤的直接扩散,也可来自乳腺、胰腺、胃和肺的恶性肿瘤的血行转移。最有效的解决方法是结合临床和影像学并借助免疫染色。

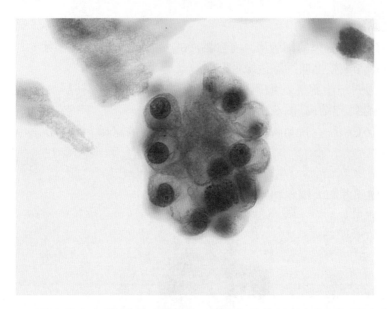

图 8.12   显示具有膀胱透明细胞腺癌特征的 1 簇细胞,该簇细胞胞质突起,形成"鞋钉样结构"。丰富的空泡状胞质和中位核伴明显核仁一起完整展示了此型腺癌的特征(自排尿,TP,高倍)

注释 3:由于大多数膀胱原发性腺癌为肠型(结肠型)或印戒细胞型,重要的是排除结直肠原发性腺癌的继发性累及。尽管泌尿道腺癌通常表达肠型分化的标志物(villin、CK20、CEA 和 CDX2),甚至可有 *KRAS* 突变,但它们无β-catenin 的胞核表达,后者见于 80% 以上的结直肠腺癌,并且泌尿道原发性腺癌常见 CK7 阳性[11]。GATA3 表达可见于膀胱印戒细胞癌,但不表达于转移性胃印戒细胞癌[15]。透明细胞腺癌必须与肾细胞癌(RCC)相区别,可使用肾细胞标志物 PAX-8、CD10 和 CA IX。前列腺导管腺癌常延伸至膀胱和尿道,并且可出现类似于原发性泌尿道腺癌的细胞学特征,借助 PSA 免疫组化阳性可以鉴别[11,12,14]。

神经内分泌肿瘤

膀胱可发生 2 种类型的神经内分泌(NE)肿瘤:类癌和神经内分泌癌(NEC),它们具有不同的临床病理特征和结局。它们都可累及肾、前列腺和膀胱,它们的形态学、组织化学、免疫组化和超微结构均类似于其他器官(如肺和胃肠道)与之对应的肿瘤。膀胱的大细胞 NEC(LCNEC)和小细胞 NEC 均罕见,共计占比不到膀胱恶性肿瘤的 1%。小细胞 NEC 比 LCNEC 常见。

膀胱 NEC 的组织发生仍有待阐明。文献中大约半数病例夹杂其他组织学亚型,并以 UC 成分为主。这支持了最广为接受的关于膀胱 NEC 起源于一种多能干细胞的观点,这种多能干细胞能分化成多种细胞类型,提示 NEC、尿路上皮癌、鳞癌和腺癌成分具有共同的克隆性起源。

类癌

膀胱原发性类癌极其罕见,文献中报道的有组织学记录的单纯类癌不到 20 例。偶尔,类癌可与 UC 并存。患者平均年龄约 55 岁,临床表现为血尿。肿瘤发生于膀胱三角和膀胱颈,呈息肉状或光滑的黏膜下小结节,绝大多数经单纯切除治愈。细胞学表现类似于其他部位的类癌。类癌的预后非常好。然而,必须与副神经节瘤/嗜铬细胞瘤、NEC、淋巴瘤和 UC 相区别[16]。

小细胞癌和大细胞神经内分泌癌

背景

肺外小细胞癌(SmCC)罕见,可发生于多种部位,包括膀胱。膀胱 SmCC 在所有膀胱癌中占比不到 1%。类似于肺 SmCC,膀胱 SmCC 也与吸烟密切相关,并且形态学和预后也相似(图 8.13)。有关该肿瘤组织发生最受青睐的观点是起源于基底部多能干细胞,后者可分化成多种细胞类型。这种起源学说可以解释 SmCC 频繁地(超过 50% 的病例)伴有其他类型的癌成分,如 UC、SqCC、AdCa、肉瘤样癌,或上述癌的混合。单纯由 SmCC 构成或 SmCC 混合其

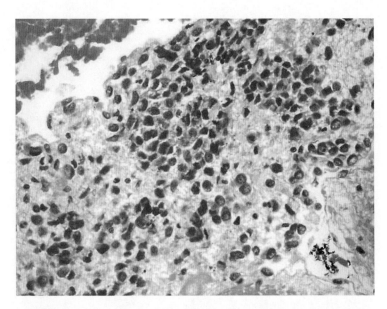

图 8.13　膀胱原发性小细胞癌(SmCC)切除标本,证实了图 8.16 描述的细胞学。这些肿瘤的特征是细胞核小,高度不规则,核大小约为淋巴细胞核的 2~3 倍。紧密的细胞核团中频见细胞核相互推挤,并嵌入其他细胞核("核镶嵌")。其组织学形态类似其他部位的 SmCC (HE,高倍)

他组织学成分的肿瘤被分类为 SmCC,而不是 UC、SqCC 或 AdCa 伴 NE 分化[17]。SmCC 的临床特征、其他人口统计学特点和大体表现类似于膀胱普通型 UC。

SmCC 的定义

NE 起源的恶性肿瘤类似于肺和其他部位的 SmCC。肿瘤细胞呈神经内分泌标志物(突触素,嗜铬素,CD56)阳性(图 8.14)。

标准

- 细胞量通常中等到大量。
- 出血坏死背景,伴有单个细胞坏死(凋亡)、单个或小团的未分化恶性小细胞、核分裂象和大量中性粒细胞。
- 细胞排列有单个,线状,菊形团,松散或紧密而有黏附性的细胞簇等形式(图 8.15)。
- 肿瘤细胞呈圆形至卵圆形或不规则形,小至中等大小(淋巴细胞大小的2~3 倍)。
- 核小,圆形至卵圆形,深染,染色质细颗粒状均匀分布或模糊,核膜不清晰,有明显的核镶嵌,并有挤压假象。无核仁或核仁不清楚(图 8.16)。
- 胞质稀少。
- 核质比高。

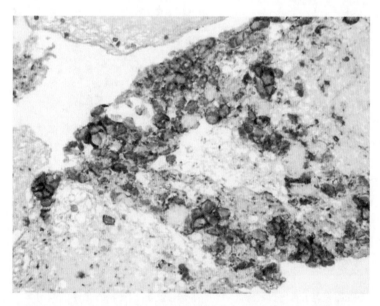

图 8.14 与图 8.13 为同一病例。SmCC 病例切除标本,CD56(神经细胞黏附分子,也表达于骨骼肌和 NK 细胞)免疫染色阳性,提示肿瘤细胞之 NE 起源(活检,IHC,高倍)

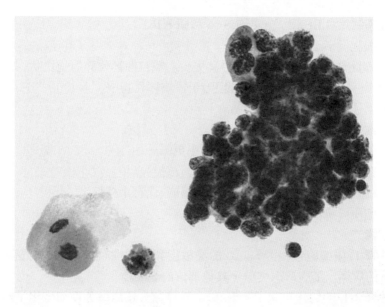

图 8.15　1 例 SmCC(对应的组织学图像见图 8.13 和图 8.14)显示细胞排列成紧密黏附的细胞簇。背景干净,在这些脆弱的细胞中挤压假象不明显。肿瘤细胞呈高核质比,核中度增大(与 5 点钟位置的淋巴细胞比较),核圆形至卵圆形且不规则,染色质深染或模糊,无核仁或核仁不明显。核重叠比核镶嵌更明显。胞质稀少。注意左下角的良性伞细胞(自排尿,TP,高倍)

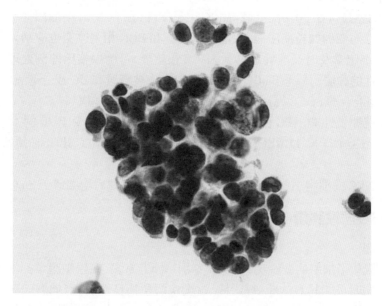

图 8.16　另一例 SmCC,癌细胞呈疏松排列的细胞簇。其他细胞学特征与图 8.15 相似(自排尿,TP,高倍)

液基制片 (LBP) [6,18]**(见图 8.15 和图 8.16)**

● 细胞量多于传统细胞学。

● 背景更为干净,炎症细胞浸润更少。颗粒性坏死碎屑呈块状,黏附于肿瘤细胞簇。单个恶性肿瘤细胞可埋陷于成块坏死物中。

● 上述结构特征得以保存。

● 细胞形态和核细节保存更好。

● 肿瘤细胞比传统涂片中所见更小更圆。

● 挤压假象可能更不明显,或表现为核拉长。

● 核重叠显著,核轻微镶嵌或无核镶嵌,偶有小核仁。

● 胞质可辨认,但稀少。

注释

注释 1:尿细胞学检测 SmCC 的灵敏度和特异性较低,特别是混杂 UC 细胞成分的病例。细胞形态类似于其他部位的 SmCC [6,18,19]。

注释 2:LBP 的优势除了能更好地显示形态,还能做免疫细胞化学检测 NE分化。

注释 3:细胞学鉴别诊断包括肺转移而来的 SmCC、低分化小细胞型SqCC、类癌、LCNEC、UC、淋巴瘤、黑色素瘤,以及其他小细胞恶性肿瘤。NEC与类癌的区别在于:SmCC 具有肿瘤背景,并有单个细胞坏死、频繁的核分裂象和更明显的核非典型性;LCNEC 具有大的高级别肿瘤细胞。甲状腺转录因子 -1(TTF-1)可在 30% 的膀胱 SmCC 中呈阳性,在 LCNEC 中的阳性率仍不确定。良性病变例如炎症浸润、滤泡性膀胱炎和 BCG 相关改变也应纳入鉴别诊断[17]。细胞学及时又准确地诊断 SmCC 很重要,可确保临床即刻处理这些高度侵袭性的肿瘤。如果 SmCC 细胞未被取样或被普通型 UC 成分遮盖,与普通型 UC 相混合的 SmCC 在尿细胞学中可能被简单诊断为 UC。

膀胱原发性 LCNEC 极其罕见,外科病理文献中报道少于 20 例[17]。尿细胞学形态类似于肺 LCNEC[20]。为了准确无误地诊断 LCNEC,必须检测 NE标志物。

LCNEC 的细胞学鉴别诊断和临床行为、处理及预后均类似于 SmCC[19]。

非上皮性恶性肿瘤

肉瘤

膀胱梭形细胞病变少见,由于其鉴别诊断非常多,在尿细胞学标本中遇到这类疾病时可能具有诊断挑战性。这类疾病包括良性病变(如假肉瘤样肌纤维母细胞增生,可自发形成,也可继发于器械检查后)和恶性肿瘤(包括肉瘤样UC、平滑肌肉瘤、血管肉瘤和未分类肉瘤)。肉瘤是最常见的膀胱间叶性肿瘤,不管组织学亚型如何,通常都有极具侵袭性的生物学行为。其临床表现为无痛性肉眼血尿。尿中出现梭形细胞提示需要进一步做侵入性检查以获得准确诊断,因为有限的细胞学标本可能无法做全面的免疫组化检测。而且,手术切除时切缘状态是预测生存的重要的决定因素[21]。

平滑肌肉瘤。平滑肌肉瘤是成人最常见的膀胱恶性间叶性肿瘤,占所有膀胱恶性肿瘤的 1%[22]。尿细胞学显示成片或散在的具非典型性的大梭形细胞,伴中等量边界不清的胞质,深染且不规则的大核,偶有核仁,核质比低(图 8.17)。组织学评估(图 8.18)和免疫组化表达平滑肌肌动蛋白(SMA)及结蛋白可证实诊断。在有限的标本中诊断平滑肌肉瘤,肉瘤样癌应始终处于鉴别诊断中。

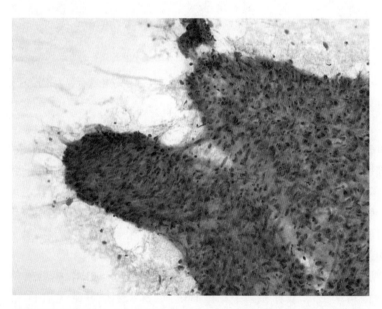

图 8.17　膀胱平滑肌肉瘤显示成片异型梭形细胞,位于含有炎症细胞的间质中。肿瘤细胞含有大且拉长的("雪茄"形)轻度深染的细胞核,伴中等量边界不清的胞质(冲洗液,CS,低倍)

肉瘤样癌是一种相对罕见的膀胱高级别肿瘤,兼有恶性上皮性分化和间叶性分化,被视为 UC 的变异型[23]。计算机断层扫描和磁共振成像显示膀胱壁增厚伴息肉样肿块。自排尿细胞学涂片显示双相性肿瘤细胞组成,既有 UC 细胞又有梭形多形性肉瘤样恶性细胞。免疫组化染色显示肉瘤样细胞表达上皮标志物[cytokeratin(AE1/AE3)和间叶标志物(vimentin)、EMA、SMA、p53、S-100、CEA,并见 MIB1 核阳性表达(50% 细胞被标记)]。

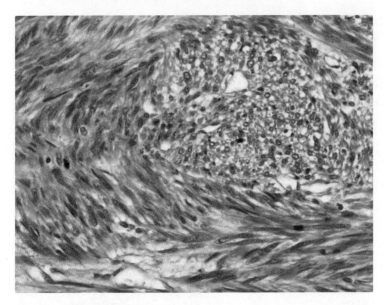

图 8.18 上一例平滑肌肉瘤切除标本的组织学形态,显示成束侧面观为梭形的细胞,横断面可见拉长的及多形性的核(活检,HE,中倍)

血管肉瘤。血管肉瘤是罕见的血管肿瘤,很少累及内脏。由于太少见,英文文献中报告不到 20 例,膀胱原发性血管肉瘤的组织学特征尚无明确描述。电离辐射(特别是放疗)和化学制剂(如氯乙烯)被认为是易感因素。肿瘤可发生于膀胱的所有区域,具侵袭性,病程短。最常见的临床表现是血尿。膀胱血管肉瘤更常见于男性,男女性别比报道为 8:1。正如大多数肉瘤,肺和肝为常见转移部位,通过血行转移途径发生[24]。

细胞学诊断可能很难。肿瘤细胞可呈梭形或上皮样,成巢或单个细胞排列。核可呈圆形或卵圆形,大而不规则,深染,有明显的樱桃红色核仁(图 8.19)。胞质丰富,可出现细胞内空腔,其中含有红细胞。可见核分裂象和坏死[24]。组织学评估和 CD31、CD34、ERG 及Ⅷ因子免疫组化染色阳性可证实诊断(图 8.20 和图 8.21)。细胞角蛋白染色阳性可能导致误诊为低分化癌[24]。

淋巴造血系统恶性肿瘤

尿细胞学标本可能检测到淋巴瘤(图 8.22 和图 8.23)、浆细胞瘤或多发性骨髓瘤[25,26]。由于淋巴瘤样或浆细胞样 UC 已有很好定义,在尿细胞学标本中见到这些形态时,在诊断淋巴瘤或浆细胞瘤之前,一定要排除上述 UC 变异型。准确诊断通常需要流式细胞检查和活检来证实。

黑色素瘤

膀胱原发性黑色素瘤非常罕见,而继发性黑色素瘤则相对常见[27]。转移

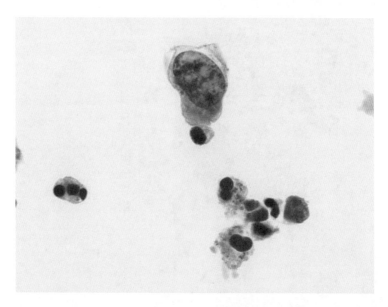

图 8.19　膀胱血管肉瘤,图上部中央展示 1 个大而肥硕的间变性梭形细胞,出现于炎症背景中。也有其他单个散在和小团状的间变性恶性肿瘤细胞。这个大细胞核为卵圆形且不规则,伴空泡状成块的染色质和中等量的淡染胞质。需要组织学和免疫染色评估来证实诊断。诊断恶性肿瘤没有问题(自排尿,TP,高倍)

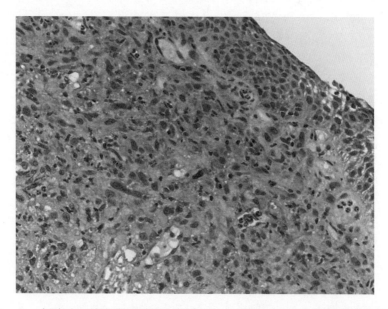

图 8.20　上一例膀胱血管肉瘤切除标本的组织学,显示梭形和上皮样细胞排列成巢和成簇,穿插着管腔张开的小血管,内衬异型内皮细胞。正如其他部位的间变性肉瘤,鉴别诊断必须考虑到血管肉瘤。图右上方可见表面尿路上皮(活检,HE,中倍)

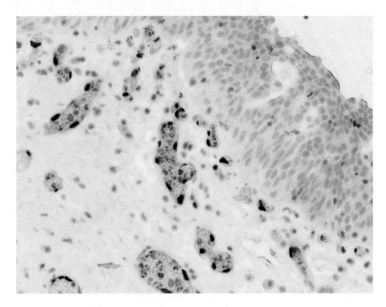

图 8.21　成红细胞转化特异性相关基因(ERG)免疫染色阳性证实上一例为血管肉瘤(活检，IHC，中倍)

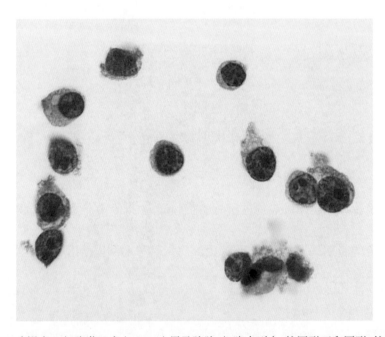

图 8.22　弥漫大 B 细胞淋巴瘤(DLBCL)累及膀胱，细胞中到大，核圆形至卵圆形，核轮廓清晰，形状光滑或不规则，染色质空泡状，有多个明显的常位于周边的核仁。胞质嗜碱性，有胞质空泡。低分化癌和普通型 UC 都可能貌似 DLBCL(自排尿，TP，高倍)

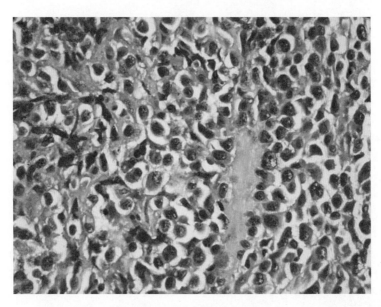

图 8.23　上一例 DLBCL 组织学活检,在一个细胞丰富的视野中可见拥挤的高度恶性的肿瘤细胞(HE,高倍)

性黑色素瘤可出现黑尿和黑变病。

　　黑色素瘤细胞形态学表现为单个散在的异型大细胞,核圆形至卵圆形,有丰富胞质。核大,偏位,有明显核仁,偶有核内假包涵体。胞质可含有暗深棕色的黑色素颗粒(图 8.24)[27]。

直接蔓延和转移至膀胱的肿瘤

背景

　　膀胱转移性实体肿瘤约占所有膀胱肿瘤的 2%。其他器官肿瘤累及膀胱的方式包括转移或直接蔓延[28]。恶性肿瘤远处转移至膀胱非常罕见,通常是原发肿瘤的晚期并发症。包括结直肠、前列腺和女性生殖道等邻近器官来源的恶性肿瘤直接侵犯膀胱更为常见。肿瘤在膀胱内的部位可能提示其原发部位;例如,前列腺癌和宫颈癌倾向于侵犯膀胱颈和三角区,而结直肠癌更常累及膀胱底[28]。

　　转移或直接蔓延而来的肿瘤在细胞学和组织学上都可能与 UC 或非 UC 相仿。由于罕见和细胞形态学特征的重叠,使细胞学诊断变得困难。结合准确的临床信息、膀胱镜表现和包括免疫细胞化学染色在内的辅助检查可以证

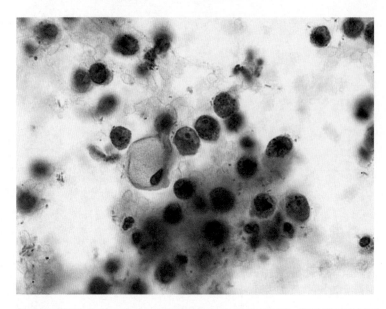

图 8.24 转移至膀胱的黑色素瘤,显示单个散在的大的异型细胞,核圆形至卵圆形,有丰富胞质。核大,偏位,有明显的大核仁,偶有核内假包涵体。胞质含有暗深棕色的黑色素颗粒(自排尿,TP,高倍)

实诊断。

直接蔓延(前列腺癌、结肠癌、直肠癌和宫颈癌)

前列腺腺癌

常规脱落细胞学诊断前列腺腺癌的价值有限,因为细胞学能够诊断的病例是临床晚期,有高 Gleason 评分[29]。血尿和 / 或膀胱出口梗阻为常见症状。

普通型前列腺腺泡腺癌的细胞学特征为可见成片大而一致的立方形细胞,这些细胞排列成腺泡状结构,中央有腔隙,胞质嗜天青色。染色质通常细腻,核膜清楚,有明显核仁。可有核偏位。背景通常干净。

区分前列腺腺癌与高级别 UC 的最有帮助的线索是发现圆形至卵圆形的核,核轮廓平滑,染色质细粉尘状,均匀分布,核仁若出现则为明显的大核仁,无显著多形性。然而前列腺导管腺癌与结直肠腺癌[29]或膀胱原发性肠型腺癌的鉴别较困难。PSA、AMACR(α- 甲基酰基 - 辅酶 A 消旋酶)和 ERG 的免疫染色可能有助于明确诊断[28,29]。

结直肠腺癌

结直肠腺癌的细胞学表现为细胞拉长或柱状,伴笔杆状核和腺体形成,染色质粗糙,核仁常不明显,背景常有肿瘤性坏死。细胞有多形性,伴退变且深染的核,核边界不规则,常有胞质空泡。经常与高级别 UC 和膀胱原发性腺癌难以区分。CK20、β-catenin、CDX-2、PSA 和 PSAP 等免疫染色可能有助于证实结直肠起源[4,30]。然而,必须结合临床病史考虑。

子宫颈鳞状细胞癌

子宫颈 SqCC 是女性下生殖道常见恶性肿瘤之一。子宫颈浸润性 SqCC 或膀胱原发性 SqCC 都可能累及邻近器官。转移性 SqCC 与 UC 伴鳞状细胞分化和单纯膀胱 SqCC 区分困难。鉴别诊断必须结合临床信息和辅助检查(如免疫组化)。p16 弥漫表达于大多数宫颈 SqCC,但诊断价值有限,因为约 37% 的泌尿道 SqCC 也表达 p16,并且 UC 也表达 p16[31]。鳞癌的 CK14 和桥粒芯蛋白(desmoglein)免疫染色阳性,以及 UC 的 GATA3、尿蛋白(uroplakin)、S100P 和血栓调节蛋白(thrombomdulin)阳性都有助于区分 SqCC 和 UC[31,32]。

转移性肿瘤(肾细胞癌、乳腺癌、卵巢癌、肺癌、胃癌、皮肤癌、黑色素瘤和淋巴造血恶性肿瘤)

肾细胞癌

泌尿道细胞学对肾细胞癌(RCC)的诊断价值值得怀疑,因为 RCC 真正转移至膀胱非常少见。文献中膀胱转移性 RCC 大多为透明细胞型,因此,重要的是区分转移性 RCC 和 UC 伴透明细胞的特征[4]。RCC 的细胞形态学表现为肿瘤细胞有胞质空泡,颗粒状染色质,明显核仁,常成簇或腺样排列。多核巨细胞和核偏位细胞也有描述。对于出现颗粒状嗜酸性胞质,伴核固缩和不清楚的胞质边界的细胞,一般认为是尿液环境引起的退变。

乳腺癌

转移性乳腺癌常为小叶癌。小叶癌保持其细胞学特征,肿瘤细胞排列成线状(单行排列)或呈小团状。细胞小,核偏位,有小核仁,胞质空泡状,空泡内偶有浓缩黏液("靶样"小体),重现其组织学形态(图 8.25 和图 8.26)。转移性导管癌较少见(图 8.27)。结合临床病史和免疫染色(mammaglobin、GCDFP-15 和 GATA-3)可能有助于诊断。GATA-3 在转移性小叶癌中呈弥漫的中到强的核染色,但单用 GATA-3 在与膀胱原发性印戒细胞癌鉴别时可能没有帮助[33]。

胃癌

转移性胃癌常显示印戒细胞形态,需要与膀胱原发性印戒细胞癌鉴别诊断。伴印戒细胞特征的膀胱原发性腺癌呈 GATA-3 核阳性,可有助于区分胃印戒细胞癌[30]。

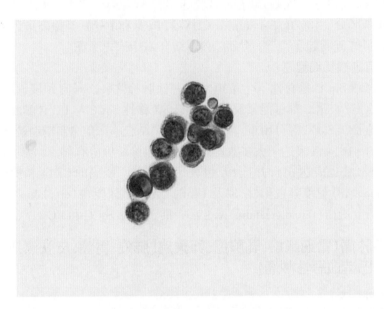

图 8.25　乳腺小叶癌转移至膀胱,肿瘤细胞排列成小团,局灶呈线状("列兵样")结构。细胞小,核偏位,有小核仁,偶有空泡状胞质(自排尿,TP,高倍)

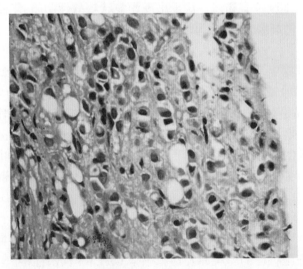

图 8.26　上一例乳腺小叶癌的组织学活检,显示来自小叶的肿瘤细胞渗透结缔组织,常呈线状排列(HE,高倍)

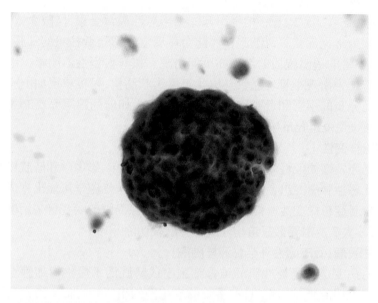

图 8.27　转移性乳腺导管癌显示肿瘤细胞形成细胞球("桑椹"),这是液基标本中这类肿瘤细胞的典型形态(自排尿,TP,高倍)

非上皮性良性肿瘤和瘤样病变

非上皮性良性肿瘤和瘤样病变极其罕见,这里仅简单讨论少数病变[14]。读者可查阅专业书籍获取详细信息。

非上皮性良性肿瘤

嗜铬细胞瘤 / 副神经节瘤

对于肾上腺外嗜铬细胞瘤,副神经节瘤是更优先使用的术语。膀胱原发性副神经节瘤罕见,在所有膀胱肿瘤中占比不到 0.05%。肿瘤往往为功能性,多发生于年轻的成年白种人。膀胱副神经节瘤最常见症状和体征为高血压、头痛和血尿。通常采取膀胱部分切除术治疗。较局限的肿瘤可采取更保守的治疗方式,且患者预后较好,而发生转移的患者即使采取激进治疗其生存率仍然显著降低[34]。

瘤样病变

肾源性腺瘤

肾源性腺瘤是尿路上皮黏膜内少见的良性瘤样病变,最常见于膀胱。这类肿瘤被认为起源于肾小管细胞,与黏膜慢性刺激相关,后者由损伤、感染、结石、器械检查后反应或肾移植等引起。中年男性最常受累,肉眼血尿、排尿困难和尿频为常见症状。尿细胞学可能会显现立方形至低柱状的细胞,胞质稀少,但有丰富的透明胞质的细胞亦可能出现。核非典型性不明显。组织学上最常见特征为出现小管、囊状、息肉状至乳头状结构,衬覆单层如上所述的细胞。杂乱分布的小管和透明胞质可能类似腺癌,如前列腺腺癌或 RCC。疑难病例可通过免疫组化解决[14]。

淀粉样变性

膀胱原发性局限性淀粉样变性为罕见疾病,临床、影像学和膀胱镜都像膀胱原发性恶性肿瘤。患者常有间歇性肉眼血尿。尿细胞学可能出现成块无定形物。诊断淀粉样变性通常需要膀胱活检。小而局限的病变可采用电灼或激光治疗,较大病变需要经尿道切除或部分膀胱切除[35]。

炎性假瘤(假肉瘤性纤维黏液样肿瘤)

这些病变也称为炎性肌纤维母细胞瘤或膀胱的术后梭形细胞结节。它们是病因不明的少见病变,具有重叠的或相同的组织学特征。通常认为炎性假瘤(假肉瘤性纤维黏液样肿瘤、炎性肌纤维母细胞瘤)是反应性病变,发生于膀胱器械检查后或手术后。平均年龄 47 岁,男性发病更多。常见症状为血尿。病变大体上呈息肉样或结节状肿块,可累及膀胱壁的任何部位,平均大小4cm。组织学上病变由梭形细胞和星形细胞组成,排列于含有大量炎症细胞的黏液样背景中。细胞学可能发现形态温和的梭形细胞,伴有拉长的核及明显的核仁[14]。

(薛德彬　译)

参考文献

1. Dahm P, Gschwend JE. Malignant non-urothelial neoplasms of the urinary bladder: a review. Eur Urol. 2003;44:672–81. Review.
2. Chalasani V, Chin JL, Izawa JI. Histologic variants of urothelial bladder cancer and nonurothelial histology in bladder cancer. Can Urol Assoc J. 2009;3(6 Suppl 4):S193–8.
3. Abol-Enein H, Kava BR, Carmack AJ. Nonurothelial cancer of the bladder. Urology. 2007;69 (1 Suppl):93–104. Review.
4. Xiao GQ, Chow J, Unger PD. Metastatic tumors to the urinary bladder: clinicopathologic study of 11 cases. Int J Surg Pathol. 2012;20:342–8.
5. Laucirica R, Bentz JS, Souers RJ, Wasserman PG, Crothers BA, Clayton AC, et al. Do liquid-based preparations of urinary cytology perform differently than classically prepared cases? Observations from the College of American Pathologists Interlaboratory Comparison Program in Nongynecologic Cytology. Arch Pathol Lab Med. 2010;134:19–22.
6. Hoda RS. Non-gynecologic cytology on liquid-based preparations: a morphologic review of facts and artifacts. Diagn Cytopathol. 2007;35:621–34. Review.
7. Koss LG, Hoda RS. Koss's cytology of the urinary tract with histopathologic correlations. New York: Springer Press; 2012.

8. Khaled H. Schistosomiasis and cancer in Egypt: review. J Adv Res. 2013;4:461–6.
9. Hattori M, Nishimura Y, Toyonaga M, Kakinuma H, Matsumoto K, Ohbu M. Cytological significance of abnormal squamous cells in urinary cytology. Diagn Cytopathol. 2012;40:798–803.
10. Gulmann C, Paner GP, Parakh RS, Hansel DE, Shen SS, Ro JY, et al. Immunohistochemical profile to distinguish urothelial from squamous differentiation in carcinomas of urothelial tract. Hum Pathol. 2013;44:164–72.
11. Zhong M, Gersbach E, Rohan SM, Yang XJ. Primary adenocarcinoma of the urinary bladder: differential diagnosis and clinical relevance. Arch Pathol Lab Med. 2013;137:371–81.
12. Bardales RH, Pitman MB, Stanley MW, Korourian S, Suhrland MJ. Urine cytology of primary and secondary urinary bladder adenocarcinoma. Cancer. 1998;84:335–43.
13. Guan H, Tatsas AD, Ali SZ. Signet ring cell carcinoma in urine cytology: cytomorphologic findings and differential diagnosis. Acta Cytol. 2012;56:177–82.
14. Young RH. Tumor-like lesions of the urinary bladder. Mod Pathol. 2009;22 Suppl 2:S37–52.
15. Ellis CL, Chang AG, Cimino-Mathews A, Argani P, Youssef RF, Kapur P, et al. GATA-3 immunohistochemistry in the differential diagnosis of adenocarcinoma of the urinary bladder. Am J Surg Pathol. 2013;37:1756–60.
16. Chen YB, Epstein JI. Primary carcinoid tumors of the urinary bladder and prostatic urethra: a clinicopathologic study of 6 cases. Am J Surg Pathol. 2011;35:442–6.
17. Alijo Serrano F, Sánchez-Mora N, Angel Arranz J, Hernández C, Alvarez-Fernández E. Large cell and small cell neuroendocrine bladder carcinoma: immunohistochemical and outcome study in a single institution. Am J Clin Pathol. 2007;128:733–9.
18. Ciesla MC, Guidos BJ, Selvaggi SM. Cytomorphology of small-cell (neuroendocrine) carcinoma on ThinPrep cytology as compared to conventional smears. Diagn Cytopathol. 2001;24: 46–52.
19. Helpap B. Morphology and therapeutic strategies for neuroendocrine tumors of the genitourinary tract. Cancer. 2002;95:1415–20.
20. Acs G, Gupta PK, Baloch ZW. Cytomorphology of high-grade neuroendocrine carcinoma of the urinary tract. Diagn Cytopathol. 2000;23:92–6.
21. Westfall DE, Folpe AL, Paner GP, Oliva E, Goldstein L, Alsabeh R, et al. Utility of a comprehensive immunohistochemical panel in the differential diagnosis of spindle cell lesions of the urinary bladder. Am J Surg Pathol. 2009;33:99–105.
22. Hemachandran M, Nada R, Rajwanshi A. Leiomyosarcoma of the urinary bladder: a diagnostic challenge in urine cytology. Diagn Cytopathol. 2004;31:281–2.
23. Iwa N, Ito S, Takegaki Y, Ikura Y, Kobayashi TK, Yasukawa S, Kobayashi Y. Cytologic features of sarcomatoid carcinoma of the urinary bladder: a case report. Diagn Cytopathol. 2013; 41:536–41.
24. Schindler S, De Frias DV, Yu GH. Primary angiosarcoma of the bladder: cytomorphology and differential diagnosis. Cytopathology. 1999;10:137–43.
25. Cheson BD, Schumann JL, Schumann GB. Urinary cytodiagnostic abnormalities in 50 patients with non-Hodgkin's lymphomas. Cancer. 1984;54:1914–9.
26. Jiménez-Hernández M, López-Guillermo A, Cobo F, Bladé J, Aguilar JL, Villamor N, Montserrat E. Bladder involvement of diffuse large B-cell lymphoma diagnosed by a cytological study of the urine. Leuk Lymphoma. 2002;43:187–9.
27. Khalbuss WE, Hossain M, Elhosseiny A. Primary malignant melanoma of the urinary bladder diagnosed by urine cytology: a case report. Acta Cytol. 2001;45:631–5.
28. Velcheti V, Govindan R. Metastatic cancer involving bladder: a review. Can J Urol. 2007;14:3443–8. Review.
29. Sathiyamoorthy S, Ali SZ. Urinary cytology of prostatic duct adenocarcinoma: a clinicopathologic analysis. Acta Cytol. 2013;57:184–8.
30. Rao Q, Williamson SR, Lopez-Beltran A, Montironi R, Huang W, Eble JN, et al. Distinguishing primary adenocarcinoma of the urinary bladder from secondary involvement by colorectal adenocarcinoma: extended immunohistochemical profiles emphasizing novel markers. Mod

Pathol. 2013;26:725–32.

31. Blochin EB, Park KJ, Tickoo SK, Reuter VE, Al-Ahmadie H. Urothelial carcinoma with prominent squamous differentiation in the setting of neurogenic bladder: role of human papillomavirus infection. Mod Pathol. 2012;25:1534–42.

32. Gailey MP, Bellizzi AM. Immunohistochemistry for the novel markers glypican 3, PAX8, and p40 (DeltaNp63) in squamous cell and urothelial carcinoma. Am J Clin Pathol. 2013;140: 872–80.

33. Liu H, Shi J, Wilkerson ML, Lin F. Immunohistochemical evaluation of GATA3 expression in tumors and normal tissues: a useful immunomarker for breast and urothelial carcinomas. Am J Clin Pathol. 2012;138:57–64.

34. Beilan JA, Lawton A, Hajdenberg J, Rosser CJ. Pheochromocytoma of the urinary bladder: a systematic review of the contemporary literature. BMC Urol. 2013;13:22–8.

35. Akram CM, Al-Marhoon MS, Mathew J, Grant CS, Rao TV. Primary localized AA type amyloidosis of urinary bladder: case report of rare cause of episodic painless hematuria. Urology. 2006;68:1343. e15-7.

第9章 尿细胞学辅助检查

Lukas Bubendorf, Nancy P. Caraway, Andrew H. Fischer,
Ruth L. Katz, Matthew T. Olson, Fernando Schmitt,
Margareta Strojan Flezar, Theodorus H. Van Der Kwast, Philippe Vielh

背景

尿细胞学面临许多困难和挑战,促使人们不断寻找生物标志物并研发商用诊断技术,以提高尿路上皮癌(UC)的检测灵敏度。在过去的 20 年中,关于尿液标志物检测膀胱癌的综述数量急剧上升。尽管研究中提出了大量标志物,仅有很少到达获批用于诊断的阶段。疾病诊断和生物学行为的复杂性、不同的临床试验终点,以及根据肿瘤级别和分期所采取的不同类型的治疗方式阻碍了对标志物的评估。重要的是,许多研究没有提及对应的细胞学结果。因为细胞学所见和辅助检查结果常不能对应至 UC 的详细分期和级别,使得已发表的研究结果很难解释。这些因素导致通过文献回顾来明确辅助检查的最佳作用变得非常困难,即使能够做到,也至少是有挑战性的。对于辅助检测成本效益的关注则是另一个被持续讨论的话题。由于上述原因,美国泌尿外科学会和欧洲泌尿外科学会的指南目前没有明确推荐任何一种辅助检测作为常规评估的一部分。

辅助检测基本有 2 种类型:根据细胞学制备方式的检测(基于细胞的检测)和依靠对尿液进行非形态学分析的检测(基于液体的检测)。本章将分别介绍这 2 类方法。诸如 NMP22 等基于液体的检测主要在泌尿科医生的办公室里应用,目的是识别有 UC 原发或复发高风险的患者,而基于细胞的检测通常在细胞学实验室完成。尿细胞学中辅助检测的价值存在许多争议,主要原因是缺乏明确的检测指征。

尿细胞学巴黎报告系统(巴黎系统)提供了一个得以对诊断类别进行界定和缩窄范围的机会,可促使尿液标本辅助检测价值最大化,避免在价值不大或无价值的情况下进行不必要的检测。巴黎系统为前瞻性研究开发性价比高的尿细胞学及辅助检查综合检测奠定了基础,以期提高 UC 的诊断水平,并改善其临床结局。尽管本章会总结几种已被推出的诊断标志物,但会着重展示美国食品药品管理局(FDA)批准的 2 种基于细胞检测的方法:UroVysion®(U-FISH;Abbott 实验室,Abbott Park,伊利诺伊州,美国)和 ImmunoCyt/UCyt+®(uCyt;Diagnocure Inc,魁北克,加拿大)。它们适用于血尿患者的 UC 诊断和 / 或监测以前确诊过的膀胱癌患者是否有肿瘤复发。到目前为止,U-FISH 被认为是尿细胞学最有前景的辅助检测,因此在本章中单独讨论[1]。这种技术是基于染色体畸变的数量和结构的检测,此类异常是癌症的标志,而极少见于良性细胞。相比之下,基于免疫荧光检测的 uCyt 则依靠 3 种蛋白质的检出,它们更多表达于 UC 细胞,而良性细胞很少表达。

U-FISH 的分析前处理、技术和评估方法

商用的多靶点多色 U-FISH 分析含有 4 个单链 DNA 探针。其中 3 个是染色体计数探针(CEP),目标针对 3 号、7 号和 17 号染色体的着丝粒周围区。另一探针为位点特异性识别探针(LSI),目标针对 *p16* 基因的 9p21 位点。所有探针用荧光染料直接标记,CEP3 标记红色(SpectrumRed),CEP7 标记绿色(SpectrumGreen),CEP17 标记蓝绿色(Spectrum Aqua),LSI 9p21 标记金色(SpectrumGold)。

标本制备

U-FISH 检测最初用于自排尿。然而,后续研究证明,它也能用于来自泌尿道的其他液体标本,如膀胱冲洗液和上尿路(UUT)冲洗液。泌尿道来源的标本采集后应尽快(3 小时内)将细胞固定在玻片上。如果预计处理会出现延迟,样品可在加入 2% 聚乙二醇的 50% 乙醇(Carbowax)或其他保存液(例如等量的 50% 乙醇)中预固定,最好在 72 小时内处理。不同的玻片制备技术都可用于 U-FISH 检测。检测厂家推荐的 12 孔玻片技术在细胞学实验室中很少应用。常见玻片制备方法包括细胞离心机(Cytospin)涂片,使用高速离心机(Shandon Cytospin® 4,Thermo Fisher Scientific;Waltham,MA,USA)将悬浮液中的细胞离心至玻片,形成细胞均匀单层分布且直径为 6 毫米的涂片区域。离心后细胞沉渣涂片,薄膜过滤后印片(例如 TP,Hologic,Boxborough,MA)和预处理尿标本的沉降式制片(例如 SP,Becton,Dickinson and Company,Franklin Lakes,NJ)都可以接受。用于杂交的目标区域应有 100~200 个保存完好的细胞,并且单层分布。制备的玻片可以经空气干燥,或者用酒精类的固定液固定。

U-FISH 常使用未染色的细胞涂片。然而,U-FISH 也可用于已做过巴氏染

色的涂片,以便在 FISH 检测前作细胞形态学观察。应选择含有异常尿路上皮细胞的感兴趣区域,并为随后的靶点杂交重新定位,在下文"自动化技术"中将进行更详细的描述。

图 9.1 说明了 U-FISH 检测的基本原理。另外,附录内介绍了玻片预处理和杂交等技术步骤。

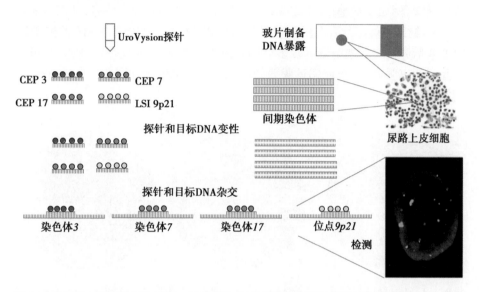

图 9.1　U-FISH 检测的基本原理。该检测包含荧光染料直接标记的单链 DNA 探针。检测前步骤包括玻片制备(含已染色玻片的预处理)。UroVysion 检测步骤从制备探针和标本目标 DNA 变性开始,随后为 DNA 探针与目标 DNA 序列杂交。FISH 信号分析在荧光显微镜下进行。CEP,染色体计数探针;LSI,位点特异性识别探针

荧光原位杂交(FISH)信号分析

建议用配备有 100 瓦汞灯和适当滤光片的荧光显微镜来检测多色荧光信号。标本应在 ×400 放大倍数下进行扫描,定位有核信号的细胞,然后在 ×600~×1 000 放大倍数下进行分析。遵从标准化且具可重复性的方法来系统化分析信号是必须的(例如,从目标区域的左上象限开始分析,并从左到右、从上到下连续扫描)。应计数异常细胞中的信号,异常细胞是通过核特征来定义的,即核增大、核轮廓不规则,以及 4,6-二脒基 -2-苯基吲哚二盐酸盐(DAPI)染色斑块状。除了单细胞外,也可以评估细胞簇,从而避免对重叠细胞核中的信号进行计数。每个异常细胞都应计数 4 个探针的信号。按照厂商的建议,当染色体 3(红色)、7(绿色)和 17(蓝绿色)中的 2 条或更多出现扩增(超过 3 个信号),或者 9p21(金色)的 2 个拷贝都丢失才予以记录。应记录所分析的异

常细胞的总数。当被分析的 25 个细胞中 4 个或更多细胞存在 2 条或更多染色体扩增，或 25 个分析细胞中 12 个或更多细胞无 9p21 信号，检测结果视为阳性。如果在观察了 25 个细胞后没有达到阳性标准，那么应该继续分析，（若始终未达阳性标准）持续至整个标本分析完毕。考虑到存在良性四倍体细胞的情况，一些作者建议优化标准[2,3]。四倍体或更少见的八倍体细胞可见于反应性细胞（例如伞细胞），4 个 FISH 探针各自显示 4 个或 8 个信号，从而可能导致 FISH 结果呈假阳性。因此，不应根据出现四倍体模式来断论 FISH 结果阳性，除非四倍体模式的细胞数量较多（例如，10 个或更多）。照此逻辑，FDA 批准的产品说明书强调，位于或邻近阈值的结果应该谨慎解读。图 9.2 为 U-FISH 典型结果示意图。

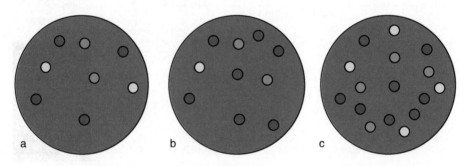

图 9.2 U-FISH 结果示意图。a. FISH 阴性的良性细胞的细胞核，显示染色体 3（红色）、7（绿色）和 17（蓝绿色），以及位点 9p21（金色）各有 2 个信号。b. U-FISH 阳性细胞，显示染色体 3（红色）和 17（蓝绿色）扩增和数目不均衡，且有 9p21（金色）杂合性缺失。c. 每个 FISH 探针都有 4 个信号的四倍体 FISH 模式。这种模式对尿路上皮癌不特异，常见于反应性尿路上皮细胞

以下情况可能导致 FISH 检测不准确，包括存在润滑胶、淀粉样小体、退变细胞、结晶体、精子和细菌。

尿流改道后的尿液中炎症和细胞碎屑可能会干扰 FISH 检测。鳞状上皮的污染，尤其是来自女性受试者的尿液，可能会掩盖尿路上皮细胞。如果只有少量的非典型细胞，那么使用同张巴氏染色的细胞形态观察用的玻片进行针对目标的 FISH 检测（靶向 FISH）是明智的选择。

U-FISH 分析的成像及自动化技术

自动成像系统的优点

因为人工 FISH 分析速度相对较慢，而且荧光信号会随着时间的推移而

衰减[4],目前自动成像系统的应用越来越多,特别是在 FISH 检测量大的机构。审阅具有代表性的数字化图像而不是在显微镜下人工阅读 FISH 玻片,可以大大节省病理医生的时间[5]。成像系统也可用于提高产出效率、质量控制、图像存档和提高准确性。最近(2013 年)美国病理医生协会(CAP)的一项涉及 192个实验室的能力测试调查显示,估计接近 50% 的实验室使用自动化系统,其余的使用人工计数。一些实验室采用人工和自动系统相结合的方法。美国以外的国家更少使用 U-FISH 分析自动成像系统。

在筛查细胞时人工方法与自动检测方法的一致性较高(大于 98%)。数个经人工判读为阴性的病例,机器辅助判读发现异常细胞而归为阳性,并随后在短时间内经膀胱镜检查证实[5]。此外,自动成像系统可以放大具有可疑信号的细胞,增强弱信号,有利于减少假阳性或假阴性结果。

自动化的缺点可能包括由于细胞稀少或聚集而导致更多的标本不满意病例,在这种情况下可以采用人工检测系统。购买成像系统前需要考虑的因素包括经济成本、空间要求、信息技术系统的需求或修正、系统验证、人员培训方案、继续教育、系统维护、工作流程和支付模式[5]。

自动成像系统的细节

成像系统由 1 台自动化扫描显微镜及其配备的图像分析软件所组成。一些已被 FDA 批准或验证,用于检测、分类和尿标本细胞计数,尿标本来自那些曾被 U-FISH 试剂盒检测出 UC 的患者。FDA 批准的成像系统(截至 2014 年)包括 Duet TM System™(Bio View,LTD;图 9.3 和图 9.4)和 Ikoniscope oncoFISH膀胱检测系统(Ikonsys,Inc.,New Haven,Connecticut)。这些成像系统的技术细节见附录。自动化系统允许对细胞是否能被接受用于分析进行交互式判断,这样可以不计重叠或退变的细胞[6]。成为计算机图像的细胞随后被整理成图片集以供在屏幕上审阅。正常细胞和异常细胞可以分别归类,然后根据需要重新分类[5]。诸如中性粒细胞和淋巴细胞等不相关的细胞被自动排除不予分析。

靶向 FISH

FISH 还可以在已做过巴氏染色的细胞离心机涂片上进行,巴氏染色玻片先由成像系统扫描,再由操作员选择出非典型尿路上皮细胞。随后用酸性酒精对该玻片褪色,再与 4 色探针杂交。然后将杂交的细胞与预先选择的细胞进行完美的重新定位配对,以便分析这些相同细胞的异常 FISH 信号。这也称为靶向 FISH,与常规细胞学相比,其结果更准确[7]。在没有自动成像系统的实验室,1 台配备自动载物台和相机的标准荧光显微镜可进行交互式自动重定位,并生成代表性细胞的影像以供审阅和记录,由此可对非典型尿路上皮细胞

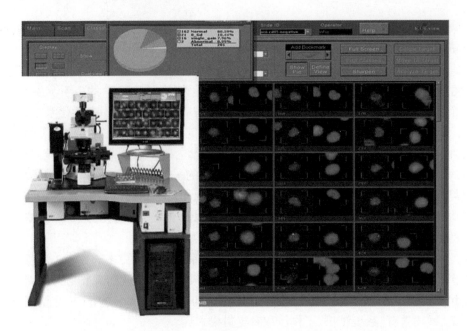

图 9.3 自动扫描设备,图示工作站,其屏幕上展示了同时获取的 DAPI 图像和 FISH 图像

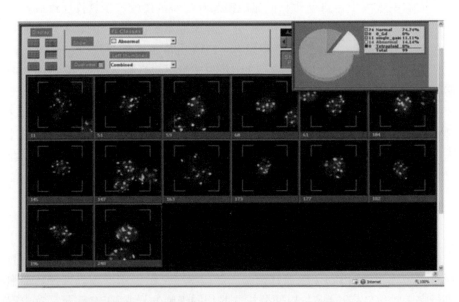

图 9.4 来自有高级别尿路上皮癌(HGUC)史患者的尿液 U-FISH 检测。U-FISH 异常细胞直方图显示 25 个细胞中有 14 个细胞具有多倍体,即每个细胞至少有 2 条染色体发生拷贝数增加。这是异常结果,符合 HGUC。虽然总共分析了 99 个细胞,但报告是基于形态最异常的 25 个细胞的信号计数

进行靶向 FISH 分析[8]。靶向 FISH 能使阅片者在单个细胞基础上将非整倍体与细胞学特征相关联。

报告结果

在对所有细胞进行检查之后,生成一份报告,总结标本数据。

自动扫描显微镜与主机相连,配备适当软件后,一个或数个病理医生可以通过与之分离的远程计算机来签发报告[5,9]。人工筛选至少应评估 25 个异常细胞。相比之下,自动化系统需要评估至少 100 个没有任何染色体畸变的尿路上皮细胞,才能归为正常[5]。不管使用哪种方法,只需要报告 25 个最异常的细胞。

影响扫描性能的因素包括细胞丰度、杂交效率、载玻片和盖玻片的清洁度。此外,有明显细菌污染[4]或炎症遮盖细胞的玻片较难分析。CAP 要求对所有 FISH 检测留存照片或数字化图像记录,正常结果应至少有 1 个细胞的分析图像,异常结果应至少包括 2 个细胞的分析图像(因为在 1 次检测中评估了多个染色体位点,至少需要 2 个细胞的图像记录所有异常)。所有肿瘤的 FISH 检测图像记录必须至少保留 10 年(CAP 要求 CyG.43300)。此外,CAP 要求病理医生和技术人员参加能力验证[5]。

U-FISH 检测的性能

自排尿 U-FISH 检测被 FDA 批准作为一种辅助技术用于以下情况,即用于血尿患者膀胱癌的初始诊断和/或以前诊断过膀胱癌患者的肿瘤复发监测。在日常实践中,其他几种情况也经常使用 U-FISH[8]。在一项荟萃分析中,FISH 的汇总灵敏度和特异性分别为 72% 和 83%,而细胞学检查分别为 42% 和 96%[10]。正确解读已发表的 U-FISH 数据很有挑战性,因为关键参数差别很大,这些参数包括标本类型(自排尿或膀胱冲洗液)、临床情况(有无膀胱癌病史)、同期的膀胱镜检查结果、随访时间及方式、低级别和高级别肿瘤的比例、FISH 分析的个体经验,以及对阳性结果的定义等。这强调了明确 FISH 的价值需要开展对照设立良好和独立资助的研究,而且应用场景应有清晰定义。

U-FISH 在非典型尿细胞学中的应用

非典型尿细胞学(AUC)已成为 U-FISH 分析中最有价值的应用领域[2,11-17]。特别要指出,根据国际泌尿外科疾病咨询委员会和欧洲泌尿外科学会最近的建议[1],在膀胱镜检查阴性但细胞学检查 AUC 的情况下,目前认为 U-FISH 是最有用的检测工具。在一项重要研究中,经 120 例尿标本检测,对于细胞学为可疑、非典型和阴性类别的患者,U-FISH 的灵敏度分别为 100%、

89% 和 60%,而总体特异性为 97%[18]。这与另一项研究结果一致,其中对于细胞学为非典型且膀胱镜结果为可疑或阴性的患者,FISH 检测 UC 的灵敏度为 100%,特异性为 60%~100%,取决于有无 UC 病史或膀胱镜下病变[15]。该研究中有 UC 病史且膀胱镜检查阴性的患者阳性预测值较低,对于该现象的解释是肿瘤细胞被早期检测到,在癌症形成外观有所表现之前。事实上,在其他研究中,这种"预期阳性"的 FISH 结果预示了细胞学非典型或可疑而膀胱镜阴性的患者的复发[16,17,19]。尽管这些数据大有希望,但一般仍不推荐复发监测过程中细胞学 AUC 而膀胱镜阴性的患者进行 FISH 检测,因为这些结果不太可能改变非肌层浸润性 UC 现已建立的监测策略。

如何处理膀胱内 BCG 治疗高级别非肌层浸润性 UC 后发生的非典型细胞学结果是众所周知的难题,U-FISH 对此特别有帮助[12,20-22]。BCG 治疗后细胞学或 FISH 结果阳性患者与阴性患者相比,复发的风险要高得多[12,23]。UUT冲洗液细胞学评估也可以很有挑战性,归咎于可能导致假阳性细胞学结果的器械操作相关的改变。另一方面,准确诊断上尿路 UC 是避免诊断延误的关键。发表的报告表明,U-FISH 也似乎是增加上尿路 UC 检测灵敏度的一种有趣的工具(文献[8]中综述)。根据我们的经验,FISH 对于非典型的 UUT 冲洗液细胞学结果非常有用。然而,必须熟悉反应性病变可能发生的四倍体 U-FISH 模式,以避免下文将讨论的假阳性 FISH 诊断。AUC 类别尿细胞学标本的 U-FISH检测实例如图 9.5 所示。

U-FISH 的成本效益

U-FISH 检测的费用相对较高,人们担心其成本效益,主要是因为阳性预测值低。鉴于 U-FISH 在改善低级别 UC 检测方面的临床价值有限,如果将之不加选择地应用于血尿患者,那么患者所支付的 FISH 检测的价格是高昂的[8]。然而,最近的数据表明,在膀胱镜检查结果不明确或阴性的情况下,AUC 患者的U-FISH 阴性结果是具有成本效益的,因为可以避免不必要的活检[13]。

U-FISH 检测中的陷阱

尽管 FISH 对于 AUC 患者有明显的价值,但也有可能出现假阳性结果。除 FISH 结果为"预期阳性"的情况之外,某些研究中特异性和 PPV 低的原因也可能由于反应性病变的四倍体或分裂细胞数量增多。虽然制造商的评分指南中没有特别提到四倍体细胞,但现已认识到,偶尔出现具有四倍体信号模式(即每个探针有 4 个信号)的细胞不应被视为明确的阳性 FISH 结果,而应进行谨慎地解读[3,24-26]。相反,出现一种或多种染色体的不平衡数量变化(例如,2、

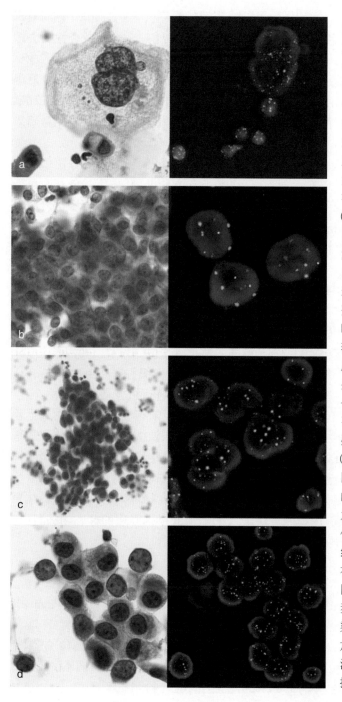

图 9.5　U-FISH 及其对应的尿细胞学(巴氏染色)图像例举。3 号染色体探针信号为红色,7 号为绿色,17 号为蓝绿色,位点 9p21 探针信号为金色。a. 存在明显反应性改变的良性双核或多核伞细胞,来自一名有膀胱刺激症状的患者(膀胱冲洗液)。由于基因组反复复制(即核内复制),所有 FISH 信号的数量都高度增加,但未见不平衡的拷贝数量变化,也没有 9p21 缺失。b. 肾盂冲洗液中的成片轻度非典型尿路上皮细胞,FISH 结果正常(每条染色体 2 个拷贝),符合反应性改变。c. 肾盂冲洗液中出现异型细胞疑为高级别尿路上皮癌(SHGUC)。U-FISH 结果阳性,所有 3 种染色体的拷贝数均增加,9p21 发生纯合子缺失。注意作为正常内对照的正常细胞核内 9p21 信号仍在(右下角)。d. U-FISH 阳性的 SHGUC 中的异型细胞,显示所有 3 种染色体的拷贝数均增加,但没有 9p21 缺失。注意正常细胞核有正常拷贝数(右下角)。

3、5)或 9p21 的丢失在膀胱细胞学中才具有肿瘤特异性。盆腔放疗(例如照射前列腺或子宫)是一个例外,常导致永久性染色体畸变,因此 U-FISH 诊断有出现假阳性的风险。染色体多体性尤其如此。而 9p21 纯合性或杂合性缺失即使在照射后仍对肿瘤具有高度的特异性。所以了解适当的临床信息和考虑到典型的放疗后细胞学改变非常重要。诱饵细胞即多瘤病毒感染的尿路上皮细胞,如果不熟悉这些细胞的形态表现,就很容易做出 UC 的假阳性细胞学诊断。虽然有报道偶见 FISH 阳性的诱饵细胞,但大多数数据表明多瘤病毒感染不影响 FISH 结果[27]。

靶向 FISH 被认为是另一种使 FISH 分析更加精准和特异的方法。即在 FISH 之前对玻片进行细胞学预筛,筛选是否有可疑细胞,从而避免对明显为反应性的无关细胞进行分析,或避免对可能缺乏异型细胞以至不能代表原玻片的剩余标本进行分析[6,24,25]。这种方法需要对原来的染色玻片进行杂交和评分,并需要自动化重新定位疑问细胞,最好配有图像辅助判读。

uCyt 及其他基于细胞的检测

除 DNA 原位杂交外,还有另外几种业已研发的基于细胞的检测方法,用于提高尿细胞学诊断的准确性,特别是提高阴性预测价值。为了正确认识这些标志物的作用,我们要了解细胞学的检测效率只是对低级别尿路上皮癌(LGUC)而言较低,而 HGUC 并不低。因此,将这些检测结果进行组合具有误导性。

一些检测已经被 FDA 批准用于诊断和监测,但未有任何一种被纳入推荐的指南或临床处理中[1,28,29]。多项研究表明,一些尿液标志物比传统的尿细胞学更灵敏,而且也有证据表明,这些检测有可能预测肿瘤进展和对正在接受膀胱灌注治疗的患者进行风险分层[1,28-32]。荟萃分析数据表明,与其他检测方法相比,基于细胞的检测方法可能更灵敏,尤其对于低级别肿瘤[29,32]。这种结果可能由于目前基于细胞的检测方法纳入了提示低级别肿瘤的标志物,而且与基于液体的标志物相比,更不容易被泌尿道感染干扰。

uCyt 检测

uCyt 检测开发于 1997 年[33],2000 年获得 FDA 上市许可(FDA clearance),用于诊断和监测膀胱癌。它结合了 3 种荧光单克隆抗体。其中 2 个(M344 和 LDQ10)标记了荧光黄(绿色荧光),针对黏液样抗原。第 3 种(19A211)抗体标记了德克萨斯红(红色荧光),识别一种高分子形式的癌胚抗原。图 9.6 示 1 例 uCyt 阳性的细胞学标本。与 U-FISH 方法相比,uCyt 检测技术简单,比 U-FISH 方法更便宜,检测低级别肿瘤更灵敏[30]。使用带有针对荧光黄和得克萨斯红

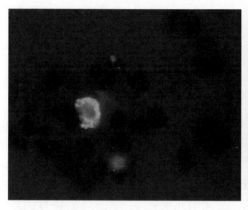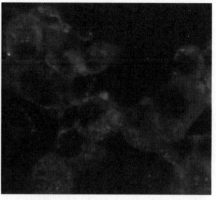

图 9.6　示 1 例 uCyt 阳性细胞学标本。红绿免疫荧光标记的阳性细胞（得克萨斯红和荧光黄）

发射光谱和激发光谱的双波段滤光片的荧光显微镜读取玻片。观察到至少一个绿色或红色荧光标记的尿路上皮细胞时，样品为阳性。M344 和 19A211 抗体所能识别的抗原分别在 71% 和 90% 的 Ta-T1 膀胱肿瘤中表达[34]。文献报道[28-31,35-38]uCyt 的使用价值在于检测低级别和高级别的癌（包括原位癌），并可用于预测膀胱镜阴性患者的复发。这已被一项大规模荟萃分析所证实[32]。由于 BCG 治疗后的炎症改变，该检测可能产生假阳性结果，但其总体灵敏度较高，在 53%~100%（平均 90%），尤其当结合细胞学检查时更高（接近 100%）。灵敏度随肿瘤级别和浸润程度加重而上升，但特异性为中至高（64%~95%；平均 74%）。uCyt 可提高小的、低级别肿瘤的检测灵敏度和阴性预测值，使得这项检测非常适合于监测，以减少膀胱镜随访的频率[30]。然而，尽管很有前景，这项检测仍需要在独立的大规模前瞻性多中心研究中加以验证。对其成本效益的研究极少[39]。

其他基于细胞的检测

　　ProExC 分析是另一种有希望的检测，由一组鸡尾酒式混合的抗体组成，既可以检测微小染色体维持蛋白（minichromosome maintenance protein，MCM2），又可以检测拓扑异构酶II-α 蛋白（topoisomerase II-alpha protein，TOP2A），此外，还可能有助于对形态学难以分类的尿液标本进行分层[40,41]。其他基于细胞的检测方法包括使用单个抗体（Ki67，DD23），使用抗 Lewis X 抗原、细胞角蛋白 20 或 p16/Ki-67 双重标记的抗体[42]。有个评价光镜图像中细胞核形状和 DNA 含量的定量核型细胞学系统，在灵敏度和特异性方面有不同的结果[43]。值得注意的是，前面提到的几乎所有肿瘤标志物都比细胞学检查有更高的灵敏度，但很少达到类似的特异性，而且由于成本原因，目前不适用于临床实验室。

基于液体的检测

基于液体或非细胞学的检测可用于自排尿标本,尿液标本无须进一步制备,也可用其离心沉淀物检测。2 种最常用的单纯使用自排尿的基于液体的检测方法是 BTA 法检测(Polymedco Inc.,Cortlandt Manor,NY,USA)和 NMP22r(膀胱检查)检测(Alere Inc.,Waltham,MA,USA),均经 FDA 批准,用于对有症状的患者检测膀胱癌和监测有膀胱癌病史的患者。这 2 种检测都可进行定性即时/床旁检测(BTA stat™ 和 NMP22-BladderChek™)和定量检测(NMP22™ 和 BTA TRAK™)。后一项检测需要专门的实验室并配备专门人员。即时检测的优点是能立即得到结果,因此可以在膀胱镜检查之前即刻进行。尿检阳性可能导致诊断回顾偏倚,这意味着,获知尿检阳性结果后,泌尿科医生也许更有可能在膀胱镜检查中发现膀胱肿瘤[44]。这些检测是为自排尿(不是晨尿)和导尿管采集的尿液所设计,但不适用于冲洗液。

BTA 检测

BTA 检测评价人补体因子 H 及相关蛋白,其水平在膀胱癌患者尿液中升高[45]。该检测系统中,信号可因补体因子 H 的一个选择性剪接产物 H 因子样蛋白 -1 的出现而减弱,因此,BTA 免疫分析结果依赖于尿液中 2 种蛋白的阳性和阴性联合信号[46]。用于 BTA 检测的尿液应该用不加防腐剂或固定剂的清洁尿液杯收集,并贴上适当的标签。定性的即时检测 BTA stat™ 的总体灵敏度和特异性分别为 57%~83% 和 60%~92%[47]。一些研究可能高估了 BTA 的特异性,因为他们排除了膀胱感染、肾结石或膀胱结石的患者。当以 14U/ml 为界值时,定量的 BTA TRAK™ 检测的灵敏度范围为 62%~91%。一篇系统性综述[48]说明了膀胱癌患者的选择能如何影响所研究的生物标志物,特别是灵敏度。结果表明,比较该综述中纳入文献的 BTA stat™ 检测的灵敏度,仅限于复发监测患者的研究(灵敏度 58%)比无此选择标准的研究(70%)低 12%。而该选择对 BTA TRAK™ 检测的灵敏度影响不大(分别为 71% 和 69%)。BTA stat™ 和 BTA TRAK™ 检测的特异性在复发监测患者(定性 BTA stat™ 为 73%,定量 BTA TRAK™ 为 66%)和未经选择的患者(BTA stat™ 为 75%,BTA TRAK™ 为 65%)中几乎相同。在没有泌尿生殖系统症状的健康人中,BTA stat™ 的特异性为 97%,而在有良性泌尿生殖系统疾病的患者中,特异性仅为 46%[49]。任何导致血尿的非肿瘤性疾病都可能导致 BTA 检测假阳性,因为补体因子 H 是一种正常血液成分[50]。许多患者在膀胱灌注化疗或免疫治疗后有治疗相关性血尿,而没有肿瘤残留或复发,这一事实似乎反映出这些试验的某种局限性。BTA stat™ 和 BTA TRAK™ 检测都被 FDA 批准用于在有症状的患者中检测膀胱癌,以及用于膀胱癌患者的监测。

NMP22 检测

NMP22 检测是一种检测核有丝分裂器蛋白的免疫测定方法[51]。该蛋白参与了染色质向子细胞分配的过程,在各类细胞中都位于核基质。其水平可能对应于细胞量和膀胱中的细胞更新,并非肿瘤特异性蛋白[52]。不应对侵入性操作后 5 日内获得的标本进行该项检测,因为这类操作可能引起伤口修复,成为假阳性结果的潜在原因。尿液样品采集后需立即稳定化处理,随后可在室温下保存 4 日。

最初以 ELISA 为基础的定量分析灵敏度(47%~100%)和特异性(60%~90%)范围较宽,这在一定程度上受界值选择的影响。器械操作、炎症和膀胱再生过程所导致的高假阳性率使其应用范围缩减。对于即时检验性质的 NMP22 BladderChek™ 检测,有报道其灵敏度中位数为 50%,特异性中位数为 87%[53]。一项多机构试验证明,在有症状的患者中,NMP22 BladderChek™ 即时检测检出膀胱癌的灵敏度高于细胞学检查[54],但在该研究中细胞学的灵敏度相对较差(非浸润性膀胱癌 17%,浸润性癌 22%)。然而,细胞学的特异性优于 NMP22 检测。

一项前瞻性分析比较了 4 种市售尿标志物检测的性能,包括 Hemoglobin Dipstick(血红蛋白试纸条)、BTA stat™、NMP22 BladderChek™ 和 uCyt,结果发现细胞学结合 NMP22 BladderChek™ 对于检测高级别 UC 具有最高的灵敏度(94%)和特异性(84%)最高[55]。在最近发表的一项关于 NMP22 和 U-FISH 成本效益的前瞻性试验中发现,膀胱镜检查仍然是发现非肌层浸润性膀胱癌复发最具成本效益的策略,而附加尿标志物检测则增加了成本,却没有改善浸润性癌的检出[56]。定量性质的 NMP22 膀胱癌 ELISA 试剂盒及 NMP22 BladderChek™ 即时检测都已被 FDA 批准,用于检测和监测尿标本中的 UC。

其他基于液体的生物标志物

研究微卫星不稳定性(杂合性缺失)、单核苷酸多态性、DNA 甲基化、FGFR3 基因激活和来自细胞提取核酸的基因表达标志(miRNA)的尿生物标志物显示了一些有前景的结果[57]。例如,自排尿中 FGFR3 突变分析与成组 DNA 甲基化标志物分析相结合,可用于检测 FGFR3 突变型低级别非肌层浸润性膀胱癌患者的复发,其灵敏度为 79%,特异性为 77%[58]。同样,结合不同的蛋白标志物可以提高检测的灵敏度和特异性[59,60]。然而,需要对这些生物标志物进行进一步的研究,最好是在前瞻性设计的试验中,然后才能考虑将其用于诊断。

结论

现有的证据强力支持 U-FISH 在尿细胞学 AUC 类别中的应用。uCyt 似乎是另一种有前途的基于细胞的检测,但问题是特异性有限,需要在尿细胞学 AUC 病例中得到更多验证。由于过去"非典型"和"可疑"的定义界限有较多差异,因此需要进一步研究,以更好地确定 U-FISH 及其他辅助检测在定义更严格和更准确的巴黎系统 AUC 和 SHGUC 类别中的表现。其他用于 UC 诊断和随访的尿生物学标志物目前价值有限,许多需要进一步验证。

在细胞学实验室以外进行的基于液体的检测,如 BTA 和 NMP22,对高级别肿瘤的灵敏度与细胞学相当,对于临床上不太重要的低级别肿瘤灵敏度更优。国际泌尿外科疾病咨询委员会(2012)指出,尿标志物指导的膀胱癌患者随访似乎可行,但缺乏研究证明这一观点的有效性,并证明患者或卫生系统由此额外获益。因此,根据目前的证据水平,不推荐系统性标志物指导的随访[1]。在尿细胞学辅助检测方面有新的国际共识建议之前,最好在事先征询治疗医生的意见后,根据每个病例的细胞学检查结果,适当地使用 U-FISH 或 uCyt。

U-FISH 报告样例

例 1(AUC,FISH 阴性)

肾盂(冲洗):数簇非典型尿路上皮细胞,意义不明确。

巴黎系统诊断:AUC。

U-FISH 检测结果(染色体 3、7、17 和 9p21):阴性。

最终诊断(细胞学和 FISH):无 HGUC 证据。

注:无染色体畸变倾向于反应性尿路上皮改变。

然而,不能完全排除低级别尿路上皮病变,因为其中 20%~30% 在 FISH 检测中呈阴性。

例 2(BCG 后 SHGUC,FISH 阳性)

膀胱(冲洗液):大量非典型尿路上皮细胞,SHGUC。

巴黎系统诊断:SHGUC。

U-FISH 检测结果(染色体 3、7、17 和 9p21):阳性(22/25 个细胞)

最终诊断(细胞学和 FISH):HGUC。

注:几乎所有纳入评估的非典型细胞都有明显的染色体畸变,包括不平衡的染色体 3、7 和 17 多倍体,以及 9p21 的相对丢失。这一阳性结果证实了 HGUC(至少原位癌)的诊断。

例 3(膀胱镜监测阴性的膀胱冲洗液未见高级别尿路上皮癌(NHGUC, FISH 阳性)

膀胱(冲洗液):单一组成的轻度非典型性的细胞,不排除低级别尿路上皮肿瘤(LGUN)。

巴黎系统诊断:NHGUC;细胞改变提示 LGUN。

U-FISH 检测结果(染色体 3、7、17 和 9p21):阳性(18/25 个细胞)。

最终诊断(细胞学和 FISH):符合低级别尿路上皮肿瘤(LGUN)。

注:纳入评估的大多数非典型细胞显示染色体畸变,包括染色体 3、7 和 17 的多倍体(每条染色体有 3~4 个信号而不是 2 个信号),以及 9p21 缺失(1~2 个信号)。该阳性检测结果符合 LGUN。

例 4(自排尿 AUC,FISH 阳性)

自排尿:数个退变的尿路上皮细胞具有核非典型性,意义不明确。

巴黎系统:AUC。

U-FISH 检测结果(染色体 3、7、17 和 9p21):阳性(10/25 个细胞)。

最终诊断(细胞学和 FISH):符合尿路上皮肿瘤(见备注)。

注:纳入评估的 25 个非典型细胞中有 10 个出现了明确的染色体畸变,包括第 3 和 17 号染色体的多倍体,以及 9p21 的纯合缺失。该阳性检测结果支持尿路上皮肿瘤。无法区别低级别和高级别病变。我们建议进一步检查。

例 5(膀胱冲洗液 NHGUC,四倍体 FISH 模式)

膀胱冲洗液:数个尿路上皮细胞具有意义不明确的核异常,支持反应性改变。

巴黎系统:NHGUC。

U-FISH 检测结果(染色体 3、7、17 和 9p21):数个四倍体模式的尿路上皮细胞(6/25)。

最终诊断(细胞学和 FISH):无 HGUC 证据(见备注)。

注:FISH 分析显示有几个细胞具有四倍体模式(每条染色体有 4 个信号而不是 2 个信号),但没有其他异常。反应性改变中出现极少的四倍体细胞是常见的,不太支持尿路上皮肿瘤。该检测结果符合反应性尿路上皮改变。

附录

U-FISH 操作

推荐在巴氏染色的标本中,使用蛋白酶预处理玻片,可暴露目的 DNA。脱色并非强制性,因为在 FISH 检测的后续阶段可以去除染色。如果使用存档玻片,可在二甲苯中去除盖玻片和封固剂。将玻片放置在 1% 酸性酒精(HCl 和 70% 酒精)过夜或直到脱色。随后可以手动或自动进行 U-FISH 检测。第 1 步是将标本 DNA 变性以暴露单链目标 DNA。制作相应的 U-FISH 探针,并应用于玻片选定区域。该区域盖上盖玻片后应立即密封,以确保最佳条件。在适当的条件下,探针与目标 DNA 序列杂交。然后进行杂交后洗涤,以去除多余的探针。玻片应避光干燥。UroVysion 试剂盒数据表中描述了 FISH 检测的具体步骤。该步骤应在每个单独的实验室进行验证,并使用阳性和阴性对照,以确保最佳杂交。然后用 DAPI 溶液对所选择用于分析的样品进行染色。玻片封片后 –20℃避光保存,直到进行分析。

U-FISH 分析的自动成像系统

Duet TM System™ 工作站集合了显微镜、CCD 相机、电控载物台或玻片加载器、计算机、键盘、鼠标、操纵杆、监视器和专用软件程序。多达 200 张完成 FISH 实验步骤的玻片可被加载后运行过夜,第 2 日便可进行分析。这一特点可能适合于接受大量异常或非典型尿标本的诊断实验室。Ikoniscope oncoFISH 膀胱检测系统与此相似,有 1 个自动扫描显微镜系统和 1 个图像分析工作站。它的特点是自动玻片加载和处理,使用低倍和高倍扫描以识别感兴趣的细胞,并进行数字图像采集[4]。MetaSystems 则使用自动荧光扫描显微镜和采用"瓦片采样"方法的分析软件[9]。

Bioview Duet System™ 在亮视野和荧光下以高分辨率(油镜下)扫描细胞。根据细胞的形态特征、明场下染色(吉姆萨或巴氏染色,如果应用靶向 FISH)和荧光信号模式,对细胞进行分类。自动显微镜在 x、y 和 z 轴上具有微米级的精度,这使得它能够聚焦于细胞,并为目标细胞保留坐标信息。有 2 种操作方式:①自动扫描,提供全视野的图库;②手动扫描,可提供交互式控制,允许用户使用明场或荧光选择视野。

自动系统的工作方式类似于人工评分,先扫描 FISH 玻片,对出现诸如核增大、核边缘不规则和斑块状 DAPI 染色的异常细胞核进行定位和评分。由于仅根据异常形态识别异常或恶性肿瘤细胞可能具有误导性,因此 Bioview 系统根据 DAPI 荧光染色的细胞形态和叠加的 FISH 信号对细胞进行分类。细胞排序的依据综合了核特征,包括核的大小、形状、DAPI 强度和 DAPI 核内标准差。

（岳君秋　孙文佳　译）

参考文献

1. Kamat AM, Hegarty PK, Gee JR, Clark PE, Svatek RS, Hegarty N, et al. ICUD-EAU International Consultation on Bladder Cancer 2012: screening, diagnosis, and molecular markers. Eur Urol. 2013;63:4–15.
2. Bubendorf L, Piaton E. UroVysion(R) multiprobe FISH in the triage of equivocal urinary cytology cases. Ann Pathol. 2012;32:e52–6. 438–43. [article in French].
3. Halling KC, Kipp BR. Bladder cancer detection using FISH (UroVysion assay). Adv Anat Pathol. 2008;15:279–86.
4. Marganski WA, El-Sirgany Costa V, Kilpatrick MW, Tafas T, Yim J, Matthews M. Digitized microscopy in the diagnosis of bladder cancer: analysis of >3000 cases during a 7-month period. Cancer Cytopathol. 2011;119:279–89.
5. Smith GD, Riding M, Oswald K, Bentz JS. Integrating a FISH imaging system into the cytology laboratory. Cytojournal. 2010;7:3.
6. Smith GD, Bentz JS. "FISHing" to detect urinary and other cancers: validation of an imaging system to aid in interpretation. Cancer Cytopathol. 2010;118:56–64.
7. Daniely M, Rona R, Kaplan T, Olsfanger S, Elboim L, Zilberstien Y, et al. Combined analysis of morphology and fluorescence in situ hybridization significantly increases accuracy of bladder cancer detection in voided urine samples. Urology. 2005;66:1354–9.
8. Bubendorf L. Multiprobe fluorescence in situ hybridization (UroVysion) for the detection of urothelial carcinoma - FISHing for the right catch. Acta Cytol. 2011;55:113–9.
9. Furrer D, Jacob S, Caron C, Sanschagrin F, Provencher L, Diorio C. Validation of a new classifier for the automated analysis of the human epidermal growth factor receptor 2 (HER2) gene amplification in breast cancer specimens. Diagn Pathol. 2013;8:17.
10. Hajdinjak T. UroVysion FISH test for detecting urothelial cancers: meta-analysis of diagnostic accuracy and comparison with urinary cytology testing. Urol Oncol. 2008;26:646–51.
11. Kipp BR, Halling KC, Campion MB, Wendel AJ, Karnes RJ, Zhang J, et al. Assessing the value of reflex fluorescence in situ hybridization testing in the diagnosis of bladder cancer when routine urine cytological examination is equivocal. J Urol. 2008;179:1296–301. discussion 301.
12. Savic S, Zlobec I, Thalmann GN, Engeler D, Schmauss M, Lehmann K, et al. The prognostic value of cytology and fluorescence in situ hybridization in the follow-up of nonmuscle-invasive bladder cancer after intravesical Bacillus Calmette-Guerin therapy. Int J Cancer. 2009;124:2899–904.
13. Gayed BA, Seideman C, Lotan Y. Cost-effectiveness of fluorescence in situ hybridization in patients with atypical cytology for the detection of urothelial carcinoma. J Urol. 2013;190:1181–6.
14. Lotan Y, Bensalah K, Ruddell T, Shariat SF, Sagalowsky AI, Ashfaq R. Prospective evaluation of the clinical usefulness of reflex fluorescence in situ hybridization assay in patients with atypical cytology for the detection of urothelial carcinoma of the bladder. J Urol. 2008;179:2164–9.
15. Schlomer BJ, Ho R, Sagalowsky A, Ashfaq R, Lotan Y. Prospective validation of the clinical usefulness of reflex fluorescence in situ hybridization assay in patients with atypical cytology for the detection of urothelial carcinoma of the bladder. J Urol. 2010;183:62–7.
16. Kim PH, Sukhu R, Cordon BH, Sfakianos JP, Sjoberg DD, Hakimi AA, et al. Reflex fluorescence in situ hybridization assay for suspicious urinary cytology in patients with bladder cancer with negative surveillance cystoscopy. BJU Int. 2014;114:354–9.
17. Seideman C, Canter D, Kim P, Cordon B, Weizer A, Oliva I, et al. Multicenter evaluation of the role of UroVysion FISH assay in surveillance of patients with bladder cancer: does FISH positivity anticipate recurrence? World J Urol. 2014. doi:10.1007/s00345-014-1452-9. Epub

ahead of print.

18. Skacel M, Fahmy M, Brainard JA, Pettay JD, Biscotti CV, Liou LS, et al. Multitarget fluorescence in situ hybridization assay detects transitional cell carcinoma in the majority of patients with bladder cancer and atypical or negative urine cytology. J Urol. 2003;169:2101–5.

19. Yoder BJ, Skacel M, Hedgepeth R, Babineau D, Ulchaker JC, Liou LS, et al. Reflex UroVysion testing of bladder cancer surveillance patients with equivocal or negative urine cytology: a prospective study with focus on the natural history of anticipatory positive findings. Am J Clin Pathol. 2007;127:295–301.

20. Fritsche HM, Burger M, Dietmaier W, Denzinger S, Bach E, Otto W, et al. Multicolor FISH (UroVysion) facilitates follow-up of patients with high-grade urothelial carcinoma of the bladder. Am J Clin Pathol. 2010;134:597–603.

21. Kipp BR, Karnes RJ, Brankley SM, Harwood AR, Pankratz VS, Sebo TJ, et al. Monitoring intravesical therapy for superficial bladder cancer using fluorescence in situ hybridization. J Urol. 2005;173:401–4.

22. Whitson J, Berry A, Carroll P, Konety B. A multicolour fluorescence in situ hybridization test predicts recurrence in patients with high-risk superficial bladder tumours undergoing intravesical therapy. BJU Int. 2009;104:336–9.

23. Mengual L, Marin-Aguilera M, Ribal MJ, Burset M, Villavicencio H, Oliver A, et al. Clinical utility of fluorescent in situ hybridization for the surveillance of bladder cancer patients treated with bacillus Calmette-Guerin therapy. Eur Urol. 2007;52:752–9.

24. Huysentruyt CJ, Baldewijns MM, Ruland AM, Tonk RJ, Vervoort PS, Smits KM, et al. Modified UroVysion scoring criteria increase the urothelial carcinoma detection rate in cases of equivocal urinary cytology. Histopathology. 2011;58:1048–53.

25. Tapia C, Glatz K, Obermann EC, Grilli B, Barascud A, Herzog M, et al. Evaluation of chromosomal aberrations in patients with benign conditions and reactive changes in urinary cytology. Cancer Cytopathol. 2011;119:404–10.

26. Zellweger T, Benz G, Cathomas G, Mihatsch MJ, Sulser T, Gasser TC, et al. Multi-target fluorescence in situ hybridization in bladder washings for prediction of recurrent bladder cancer. Int J Cancer. 2006;119:1660–5.

27. Hossain D, Hull D, Kalantarpour F, Maitlen R, Qian J, Bostwick DG. Does polyomavirus infection interfere with bladder cancer fluorescence in situ hybridization? Diagn Cytopathol. 2014;42:225–9.

28. Kamat AM, Vlahou A, Taylor JA, Hudson ML, Pesch B, Ingersoll MA, et al. Considerations on the use of urine markers in the management of patients with high-grade non-muscle-invasive bladder cancer. Urol Oncol. 2014;32:1069–77.

29. Schmitz-Drager BJ, Todenhofer T, van Rhijn B, Pesch B, Hudson MA, Chandra A, et al. Considerations on the use of urine markers in the management of patients with low-/intermediate-risk non-muscle invasive bladder cancer. Urol Oncol. 2014;32:1061–8.

30. Sullivan PS, Nooraie F, Sanchez H, Hirschowitz S, Levin M, Rao PN, et al. Comparison of ImmunoCyt, UroVysion, and urine cytology in detection of recurrent urothelial carcinoma: a "split-sample" study. Cancer. 2009;117:167–73.

31. Todenhofer T, Hennenlotter J, Esser M, Mohrhardt S, Tews V, Aufderklamm S, et al. Combined application of cytology and molecular urine markers to improve the detection of urothelial carcinoma. Cancer Cytopathol. 2013;121:252–60.

32. Yang M, Zheng Z, Zhuang Z, Zhao X, Xu Z, Lin H. ImmunoCyt and cytology for diagnosis of bladder carcinoma: a meta analysis. Chin Med J (Engl). 2014;127:758–64.

33. Fradet Y, Lockhard C. Performance characteristics of a new monoclonal antibody test for bladder cancer: ImmunoCyt trade mark. Can J Urol. 1997;4:400–5.

34. Allard P, Fradet Y, Tetu B, Bernard P. Tumor-associated antigens as prognostic factors for recurrence in 382 patients with primary transitional cell carcinoma of the bladder. Clin Cancer Res. 1995;1:1195–202.

35. Comploj E, Mian C, Ambrosini-Spaltro A, Dechet C, Palermo S, Trenti E, et al. uCyt+/

ImmunoCyt and cytology in the detection of urothelial carcinoma: an update on 7422 analyses. Cancer Cytopathol. 2013;121:392–7.

36. Mian C, Pycha A, Wiener H, Haitel A, Lodde M, Marberger M. Immunocyt: a new tool for detecting transitional cell cancer of the urinary tract. J Urol. 1999;161:1486–9.

37. Piaton E, Daniel L, Verriele V, Dalifard I, Zimmermann U, Renaudin K, et al. Improved detection of urothelial carcinomas with fluorescence immunocytochemistry (uCyt+ assay) and urinary cytology: results of a French Prospective Multicenter Study. Lab Invest. 2003;83:845–52.

38. Tetu B, Tiguert R, Harel F, Fradet Y. ImmunoCyt/uCyt+ improves the sensitivity of urine cytology in patients followed for urothelial carcinoma. Mod Pathol. 2005;18:83–9.

39. Mowatt G, Zhu S, Kilonzo M, Boachie C, Fraser C, Griffiths TR, et al. Systematic review of the clinical effectiveness and cost-effectiveness of photodynamic diagnosis and urine biomarkers (FISH, ImmunoCyt, NMP22) and cytology for the detection and follow-up of bladder cancer. Health Technol Assess. 2010;14:1–331. iii-iv.

40. Moatamed NA, Rao JY, Alexanian S, Cobarrubias M, Levin M, Lu D, et al. ProEx C as an adjunct marker to improve cytological detection of urothelial carcinoma in urinary specimens. Cancer Cytopathol. 2013;121:320–8.

41. Vergara-Lluri ME, Hu E, Rao JY, Levin M, Apple SK, Moatamed NA. Comparative evaluation of ProEx C and ImmunoCyt/uCyt assays in atypical urine cytology. Arch Pathol Lab Med. 2014;138:1215–22.

42. Piaton E, Carre C, Advenier AS, Decaussin-Petrucci M, Mege-Lechevallier F, Lantier P, et al. p16 INK4a overexpression and p16/Ki-67 dual labeling versus conventional urinary cytology in the evaluation of urothelial carcinoma. Cancer Cytopathol. 2014;122:211–20.

43. Tetu B. Diagnosis of urothelial carcinoma from urine. Mod Pathol. 2009;22 Suppl 2:S53–9.

44. van der Aa MN, Steyerberg EW, Bangma C, van Rhijn BW, Zwarthoff EC, van der Kwast TH. Cystoscopy revisited as the gold standard for detecting bladder cancer recurrence: diagnostic review bias in the randomized, prospective CEFUB trial. J Urol. 2010;183:76–80.

45. Kinders R, Jones T, Root R, Bruce C, Murchison H, Corey M, et al. Complement factor H or a related protein is a marker for transitional cell cancer of the bladder. Clin Cancer Res. 1998;4:2511–20.

46. Cheng ZZ, Corey MJ, Parepalo M, Majno S, Hellwage J, Zipfel PF, et al. Complement factor H as a marker for detection of bladder cancer. Clin Chem. 2005;51:856–63.

47. Tilki D, Burger M, Dalbagni G, Grossman HB, Hakenberg OW, Palou J, et al. Urine markers for detection and surveillance of non-muscle-invasive bladder cancer. Eur Urol. 2011;60:484–92.

48. van Rhijn BW, van der Poel HG, van der Kwast TH. Urine markers for bladder cancer surveillance: a systematic review. Eur Urol. 2005;47:736–48.

49. Leyh H, Marberger M, Conort P, Sternberg C, Pansadoro V, Pagano F, et al. Comparison of the BTA stat test with voided urine cytology and bladder wash cytology in the diagnosis and monitoring of bladder cancer. Eur Urol. 1999;35:52–6.

50. Oge O, Kozaci D, Gemalmaz H. The BTA stat test is nonspecific for hematuria: an experimental hematuria model. J Urol. 2002;167:1318–9. discussion 9-20.

51. Soloway MS, Briggman V, Carpinito GA, Chodak GW, Church PA, Lamm DL, et al. Use of a new tumor marker, urinary NMP22, in the detection of occult or rapidly recurring transitional cell carcinoma of the urinary tract following surgical treatment. J Urol. 1996;156(2 Pt 1):363–7.

52. Miyake M, Goodison S, Giacoia EG, Rizwani W, Ross S, Rosser CJ. Influencing factors on the NMP-22 urine assay: an experimental model. BMC Urol. 2012;12:23.

53. Zhou AG, Hutchinson LM, Ceosar EF. Urine cytopathology and ancillary methods. Surg Pathol Clin. 2014;7:77–88.

54. Grossman HB, Messing E, Soloway M, Tomera K, Katz G, Berger Y, et al. Detection of bladder cancer using a point-of-care proteomic assay. JAMA. 2005;293:810–6.

55. Yafi FA, Brimo F, Auger M, Aprikian A, Tanguay S, Kassouf W. Is the performance of urinary cytology as high as reported historically? A contemporary analysis in the detection and surveillance of bladder cancer. Urol Oncol. 2014;32:27. e1-6.

56. Kamat AM, Karam JA, Grossman HB, Kader AK, Munsell M, Dinney CP. Prospective trial to identify optimal bladder cancer surveillance protocol: reducing costs while maximizing sensitivity. BJU Int. 2011;108:1119–23.

57. Sapre N, Anderson PD, Costello AJ, Hovens CM, Corcoran NM. Gene-based urinary biomarkers for bladder cancer: an unfulfilled promise? Urol Oncol. 2014;32:48. e9-17.

58. Zuiverloon TC, van der Aa MN, van der Kwast TH, Steyerberg EW, Lingsma HF, Bangma CH, et al. Fibroblast growth factor receptor 3 mutation analysis on voided urine for surveillance of patients with low-grade non-muscle-invasive bladder cancer. Clin Cancer Res. 2010;16:3011–8.

59. Chen LM, Chang M, Dai Y, Chai KX, Dyrskjot L, Sanchez-Carbayo M, et al. External validation of a multiplex urinary protein panel for the detection of bladder cancer in a multicenter cohort. Cancer Epidemiol. 2014;23:1804–12.

60. Kandimalla R, Masius R, Beukers W, Bangma CH, Orntoft TF, Dyrskjot L, et al. A 3-plex methylation assay combined with the FGFR3 mutation assay sensitively detects recurrent bladder cancer in voided urine. Clin Cancer Res. 2013;19:4760–9.

第 10 章　细胞学制片技术

Gary W. Gill, William N. Crabtree, Deidra P. Kelly

背景

　　无论何种细胞来源或报告系统,细胞制备在诊断过程中的作用不容忽视,并应有清楚详尽的说明。这是因为细胞制备能够影响细胞形态学结果,其影响程度至少与细胞生物学机制或细胞病理医生专业技能所造成的影响相当。细胞制备是对细胞学标本的采集、制作和分析进行优化、标准化的方法的组合,以改进目标细胞的检测,并提高核形态判读的准确性。

　　基于这些原因,对于实验室来说,投资有价值的综合性技术技能,即所谓细胞制备,是明智的。细胞制备的开展涉及细胞离开人体到显微镜下进行形态学分析的每一个步骤,包括分析、设备、方法和试剂。总体上,每个实验室用于处理标本的细胞处理技术构成了一个标准操作程序,并有自己的适当术语,术语有关细胞保存、平铺、染色质分布及颗粒大小、生化组成、可染性、与光的相互影响和成本。实验人员要常常对设备、制备方法和试剂相关的所有步骤加以权衡,以制订最符合实验室临床需求和财务状况的标准操作程序。

材料和方法

采集

　　关于细胞量和保存,临床操作的侵入性和细胞产量之间需要权衡取舍:膀胱冲洗液最好,导尿液次之,第 3 为自排尿。标本采集方法不应影响处理方法,除非器械尿标本体积人为增加。标本采集方法对满意度标准的影响见第 2 章。

处理

- 采集方法应能收集保存完好的细胞,这些细胞能可靠地代表可能存在的任何尿路病变。

- 推荐使用无菌、无热原的平衡盐溶液进行膀胱器械操作获取标本,不推荐使用生理盐水(0.9% NaCl w/v)[1],因为可能会破坏细胞形态[2]。

- 由于尿液本身可以使长时间停留在膀胱中的细胞退变,因此晨起首次自排尿并不理想,最好放弃首次自排尿,在患者喝下 227~454g 水后采集新鲜的随后一次的自排尿。

- 实验室若发现标本浑浊,加入醋酸处理,一次数滴并振荡,如果依旧浑浊,重复上述步骤直至标本变清[3]。

- 理想情况下,新鲜采集的尿液标本应立即处理。尿液标本中的细胞在采集时可能就已退变,再多的保存液也不能挽救这些细胞,甚至可能加剧细胞退变[4]。

- 尿液标本应在 4h 内处理,如无法做到,标本可在冰箱中冷藏最多 12h,对质量不会有明显的影响,然而,冷藏会加速尿液中的盐类沉淀。

- 以往,为了确定重悬上清液的最佳用量,一些操作方案使用了对一滴未染色样品进行镜下观察的方法。这种方法在现代实验室很少用,但如果用标准自动化技术制备的第一张玻片不能令人满意,则在某些具有挑战性的标本中可能会有用。

制备方法

遵循良好的细胞制备原则和操作,所有的处理方法都会产生令人满意的结果[3]。图 10.1~ 图 10.4 可以证明这一点,分别显示通过膜过滤(例如 Millipore)、细胞离心制片(即 Shandon Cytospin,CS)、BD Surepath 液基制片(SP)

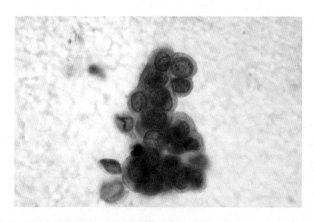

图 10.1 低级别尿路上皮内肿瘤(新鲜自排尿,Millipore 过滤,高倍)

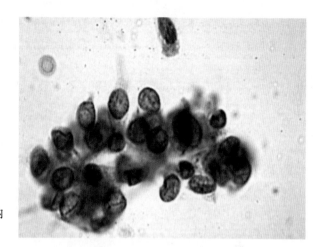

图 10.2　低级别尿路上皮内肿瘤（新鲜自排尿，CS，高倍）

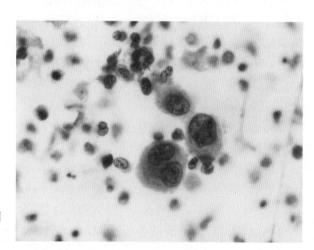

图 10.3　非典型尿路上皮细胞（新鲜自排尿，SP，高倍）

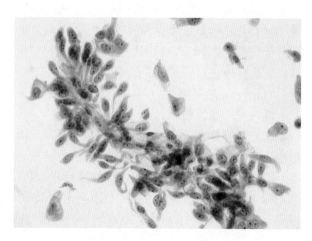

图 10.4　1 例 LGUN 中的"尾蚴状"尿路上皮细胞（自排尿，TP，高倍）

和 Hologic ThinPrep 液基制片(TP)处理的不同的尿液标本。

Millipore 过滤法(EMD Millipore,Billerica,MA)

采集新鲜标本(即不添加酒精作为保存液),并通过传统离心方法浓缩。弃上清液,细胞沉渣中加入数毫升平衡盐溶液振荡重悬。重悬后的细胞用膜过滤(即在 100mmHg 负压下,用 5μm 孔径,47mm 直径的 Millipore 滤膜过滤)过滤时膜浸泡在平衡盐溶液中,过滤完附着有细胞的膜用 95% 乙醇(在过滤漏斗中)原位固定。细胞保持湿润(即不允许风干),然后随滤膜转移到装有酒精的皮氏培养皿中。随后,对滤膜进行改良巴氏染色并封片。膜过滤耗费劳力,现在很少使用。然而,它能使细胞良好平铺,有助于显示核染色质。

细胞离心制片(Shandon Cytospin,Thermo Fisher Scientific,81 Wyman Street,Waltham,MA)

采集新鲜标本(即不添加酒精作为保存液)传统方法离心浓缩,弃上清液,细胞沉渣中加入数毫升平衡盐溶液振荡重悬。使用 1ml 的一次性刻度吸管将标本移至标本仓(不要超过 0.25ml)。再用 1ml 的一次性刻度吸管吸取 0.25ml 的 2% 聚乙二醇,小心沿标本仓侧面滴加,覆盖标本。按厂商操作说明确保标本仓就位卡定,以 1 000 转 /min 的速度离心 8min,即所谓"高速"。离心后,涂片立即放入 95% 乙醇中固定,可按常规非妇科方法进行巴氏染色。

SurePath 液基制片(BD 公司,Franklin Lakes,NJ)

制片按厂商说明。

采集新鲜标本(即不添加酒精作为保存液),传统方法离心浓缩,弃上清液。处理细胞沉渣有 2 种方法。其一:加入 10~15ml CytoRich 红色保存液重悬,静置至少 30min,离心,弃上清液,加入 10ml 平衡盐溶液(balanced salt solution,BSS)重悬,离心,弃上清液并振荡混匀。其二:加入 10~15ml SurePath 妇科保存液或 CytoRich 无色保存液,振荡混匀,静置至少 30min,离心,弃上清液并振荡混匀。接着把细胞沉渣放到 SurePath Prestain 设备中,在其中这些细胞被重悬,混匀,并转移至装载有 SurePath Precoat 玻片的沉降室。细胞通过重力作用沉降于玻片,随后行改良巴氏染色。玻片经二甲苯或二甲苯替代物透明并封片。细胞呈现在直径 13mm 的圆圈内。

ThinPrep 液基制片(Hologic,Bedford,MA)

制片按厂商说明。

采集新鲜标本(即不添加酒精作为保存液),传统方法离心浓缩。弃上清液,细胞沉渣用 PreservCyt 保存液重悬,并将标本瓶置入 ThinPrep 2000 制片机中。经一道轻缓的打散步骤崩解血液、黏液及非诊断性的碎片,并完全充分地混匀细胞标本后,细胞被 TP 过滤膜采集,后者经特别设计旨在获取有诊断意义的细胞。采集过程中 ThinPrep 2000 制片机持续监控 TP 过滤膜的过滤速度以防止采集的细胞过于稀少或过于密集。然后细胞被转移至载玻片上,呈薄层状分布于一个直径 20mm 的圆形区域内,玻片继而被自动放置入固定液中。最终以常规巴氏染色收尾。

讨论

对科学文献进行粗略回顾发现,对于尿路上皮恶性肿瘤的诊断,并没有公认的尿液采集和处理的最佳材料与方法。各种文献得出不同的结论,涉及自排尿、导尿液和膀胱冲洗液的优缺点[5]、尿液标本个数[6]、尿液是否应该新鲜采集或加保存液[4]、是否保持在室温或冷藏[4-6]、保存多少小时、提高灵敏性所需尿标本个数[7]、最佳处理方法[8-10],以及定义满意度的细胞数量[11,12]。一些基本原则似乎有广泛共识,并符合常识。

结论和建议

细胞学专业术语报告系统对良好的患者管理是至关重要的,而良好的细胞制备技术是得到适合用标准化术语报告系统来描述的细胞的关键。"技术"这个词是精心选择的,因为它意味着一种特殊的方式,与另一种相似的方式相比,之间的差异正是前者有效性之所在。

本章的尿液采集和处理指导必须衔接稳定良好的染色和封片技术,以达到最佳效果。关于染色和封片的指导,读者可参考其他文献[3,13,14]。

(岳君秋　冯曦　译)

参考文献

1. Awad S, Allison SP, Lobo DN. The history of 0.9% saline. Clin Nutr. 2008;27:179–88.
2. Pomerat CM, Overman RR. Electrolytes and plasma expanders – I. Reaction of human cells in perfusion chambers with phase contrast, time-lapse cine records. Z Zellforsch Mikrosk Anat. 1956;45:2–17.
3. Gill GW. Cytopreparation: principles & practice. In: Rosenthal DL, series editor. Essentials in cytopathology, Vol. 12. New York: Springer; 2013.
4. Crabtree WN, Murphy WM. The value of ethanol as a fixative in urinary cytology. Acta Cytol. 1980;24:452–5.
5. Murphy WM. Current status of urinary cytology in the evaluation of bladder neoplasms. Hum Pathol. 1990;21:886–96.
6. Murphy WM, Crabtree WN, Jukkola AF, Soloway MS. The diagnostic value of urine versus bladder washing in patients with bladder cancer. J Urol. 1981;126:320–2.
7. Beyer-Boon ME, de Voogt HJ, van der Velde EA, Brussee JA, Schaberg A. The efficacy of urinary cytology in the detection of urothelial tumours. Sensitivity and specificity of urinary

cytology. Urol Res. 1978;6:3–12.

8. Beyer-Boon ME, Voorn-den Hollander MJ. Cell yield obtained with various cytopreparatory techniques for urinary cytology. Acta Cytol. 1978;22:589–93.

9. Beyer-Boon ME, van der Voorn-Den Hollander MJ, Arentz PW, Cornelisse CJ, Schaberg A, Fox CH. Effect of various routine cytopreparatory techniques on normal urothelial cells and their nuclei. Acta Pathol Microbiol Scand A. 1979;87:63–9.

10. Voss JS, Kipp BR, Krueger AK, Clayton AC, Halling KC, Karnes RJ, et al. Changes in specimen preparation method may impact urine cytologic evaluation. Am J Clin Pathol. 2008;130:428–33.

11. Hundley AF, Maygarden S, Wu JM, Visco AG, Connolly A. Adequacy of urine cytology specimens: an assessment of collection techniques. Int Urogynecol J Pelvic Floor Dysfunct. 2007;18:997–1001.

12. Prather J, Arville B, Chatt G, Pambuccian SE, Wojcik EM, Quek ML, Barkan GA. Evidence-based adequacy criteria for urinary bladder barbotage cytology. J Am Soc Cytol. 2015;4:57–62.

13. Gill GW. Chapter 28: The laboratory. In: DeMay RM, editor. The Art & science of cytopathology, vol. 3. 2nd ed. Chicago: ASCP Press; 2011. p. 1539–92.

14. Gill GW. Chapter 6: Fixation and specimen processing. In: Gupta PK, Baloch ZW, editors. Cytohistology of small tissue samples. New York: Cambridge University Press; 2011. p. 148–61.

第 11 章　临床处理

Marcus L. Quek，Trinity J. Bivalacqua，Ashish M. Kamat，Mark P. Schoenberg

背景

　　尿细胞学仍然是泌尿科医生诊断方法中的一项重要的辅助检查。细胞学的价值取决于几个因素，包括疾病的进程、标本采集的满意度、尤其还包括细胞病理医生的技术。因此，临床医生必须了解和理解细胞学固有的局限性。诊断标准和报告系统的标准化被长久期待，以便帮助临床决策和比较研究的开展。尿细胞学巴黎报告系统(巴黎系统)为细胞病理医生和临床医生使用共同术语奠定了基础。

　　尿细胞学检查的临床使用场景包括评估血尿和排尿症状、对可疑的尿路上皮恶性肿瘤进行最初的检查，以及在尿路上皮癌治疗后进行监测。选择自排尿或器械获取标本(往返吸注液/冲洗液/刷片)进行细胞学检查则取决于临床情况。在此，我们对巴黎系统中每个诊断类别的临床处理予以回顾。

未见高级别尿路上皮癌的处理

　　尿细胞学检查在诊断高级别肿瘤和原位癌(CIS)方面一直很准确[1,2]。膀胱癌的死亡率主要是由这些病变引起的。将"未见高级别尿路上皮癌(NHGUC)"命名为独立的诊断类别突出了细胞学在识别泌尿道内这些潜在危险病变中的作用。它也承认了细胞学在占膀胱癌多数的低级别非浸润性癌诊断中的固有局限性。因此，细胞学检测膀胱癌的总体灵敏度较低并不令人惊讶[1]。接受这一类别的标准化诊断标准，将有益于减少归入"非典型尿路上皮细胞"这一"废纸篓"诊断类别的标本数量。

　　最主要的问题是，某处泌尿道是否存在一个"具有临床意义"的病变。从泌尿科医生和患者的角度来看，尤其是后者，第 1 个问题是有无恶性肿瘤，第 2 个问题是此肿瘤是否具有潜在致命性。尽管细胞学在回答第 1 个问题时可能表现不佳(因为检测低级别非浸润性肿瘤的灵敏度差),但是细胞学能够为第 2 个问题提供信息,配合临床情况可能非常有用。

尿细胞学在初步评估血尿或刺激性排尿症状中的作用有争议。事实上,美国泌尿外科学会关于无症状镜下血尿的指南不推荐在无症状镜下血尿患者的常规评估中使用细胞学检查[3]。指南仅仅对那些阴性评估后仍有持续性镜下血尿的患者,或存在原位癌(CIS)危险因素(刺激性排尿症状、目前或以前吸烟、化学暴露)的患者保留尿细胞学检查选项。无尿路上皮恶性肿瘤病史的患者,尿细胞学检查阴性肯定令人放心,但如果临床情况需要,不应排除对泌尿系统进行另外的彻底评估,这通常包括上尿路影像学检查和膀胱镜直视检查。

对怀疑尿路上皮恶性肿瘤的患者进行初步评估时,尿细胞学在风险分层中可能起着重要作用[4]。鉴于细胞学对大多数低级别非浸润性肿瘤检测灵敏度低,看到明显的乳头状膀胱肿瘤而细胞学检查结果阴性不应惊讶。在这种情况下,泌尿科医生可以放心,潜在的高级别浸润性病变或原位癌不太可能存在。未发现肿瘤但细胞学检查阳性时,应怀疑漏诊病变和/或原位癌,对此应考虑对常规膀胱镜检查加以辅助检查(如荧光膀胱镜、窄带成像、膀胱定向活检或随机活检)以及评估前列腺尿道部和上尿路。

尿细胞学在持续监测治疗后尿路上皮癌复发的过程中起着重要作用。虽然多数的膀胱复发会被常规监测性膀胱镜检查发现,但上尿路、前列腺或尿道复发可能更难以及时诊断。膀胱前壁和膀胱颈部病变可能偶尔被遗漏,而原位癌在膀胱镜下并不总是能够轻易与良性炎症病变区分。当内镜直视观察困难或不可行时,审慎地使用增强造影成像联合尿细胞学检查是主要的初步诊断方法。

多种用于经尿道切除术后监测的策略已被提出,无论是否进行膀胱灌注治疗。最常用的方法包括在前 2 年内每 3 个月进行 1 次膀胱镜检查,随后的 2~3 年每隔 6 个月进行 1 次膀胱镜检查,之后每年进行 1 次(美国泌尿外科学会指南)[4]。欧洲泌尿外科学会建议根据原发肿瘤的分期、分级和是否存在原位癌,采取一种与风险相适应的监测方法[5]。在每次随访监测膀胱镜检查时,可根据具体情况,通过自排尿或膀胱冲洗液进行尿细胞学检查。

对于尿流改道患者,尿细胞学检查也是监测策略的一个重要组成部分,因为这些患者在根治性膀胱切除术后,仍有可能在残余尿路上皮(上尿路和尿道)复发[6-9]。原位膀胱术患者的自排尿、来自非可控性和可控性尿流改道皮肤造瘘患者的导尿液,以及尿道冲洗液,有时能够在放射影像发现病变或症状明显之前,提供重要的诊断信息。根治性膀胱切除术后尿道和上尿路复发的危险因素之前已经描述过[7-10]。诊断 NHGUC 令人放心,患者可以在与复发风险相称的时间间隔内继续进行常规监测。然而,必须指出,对于尿流改道的病例,尿细胞学的判读需要细胞病理医生特别关注,并掌握特殊技能,因此影像学和症状回顾仍然是监测中的重要组成部分。

非典型性尿路上皮细胞的处理

非典型性尿路上皮细胞(AUC)的处理一直是泌尿科医生面临的诊断难题。传统上,这一类别的疾病谱宽泛,包括良性和恶性疾病。使用目前的报告系统应该会降低 AUC 的报告率,因为已知的良性疾病,如反应性/炎症病变和多瘤病毒、尿石症相关的细胞变化,现在会归入 NHGUC。目前还不完全清楚这将如何影响 AUC 类别的恶性风险。正如部分良性疾病将归为 NHGUC 类别,一些 AUC 病例现在很可能会归入可疑高级别尿路上皮癌(SHGUC)类别。这 2 种情况下,AUC 的报告率都应降低。

从泌尿科医生的角度来看,应根据 AUC 患者的风险评估进行个体化的诊断检查。有血尿或持续的刺激性排尿症状的患者,仍需行包含上尿路成像和膀胱镜检查的彻底评估。已知有尿路上皮癌危险因素且细胞学为 AUC 类别的患者应该考虑行进一步检查以排除恶性肿瘤。对于有尿路上皮恶性肿瘤病史的患者,检查内容取决于临床对疾病复发的怀疑程度。如果最近没有进行上尿路和尿道检查,可以考虑予以评估。对于外观"正常"的尿路上皮进行膀胱随机活检的作用可能不大。

追加分子检测的作用仍有待确定,如 U-FISH 和其他尿生物标志物检测[1,2,11](见第 9 章)。一些中心对 AUC 类别的患者开展了反馈性 U-FISH 检测,阳性 FISH 检测结果的处理类似 SHGUC,阴性 FISH 检测结果的处理则恰如预期地为随访[12-14]。为明确该方案的临床有效性,需要开展依据巴黎系统分类的进一步研究(见第 9 章)。

可疑高级别尿路上皮癌和高级别尿路上皮癌的处理

从实际角度看,SHGUC 的临床处理类似于高级别尿路上皮癌(HGUC)。这些患者需要积极的检查,以确定可疑或阳性细胞的来源。如患者被当作低级别尿路上皮癌(LGUC),而细胞学检查结果为 SHGUC 或 HGUC,必须强烈考虑在常规膀胱镜检查基础上加以辅助检查(荧光膀胱镜、窄带成像、定向/随机膀胱活检),以进一步评估是否尚另有高级别病变或 CIS,并评估前列腺尿道部和上尿路。

多期增强横断面成像加上 CT 尿路造影是目前评估上尿路的标准影像学检查方法。对于有增强造影剂禁忌证的患者,可以选择核磁共振尿路造影和逆行肾盂造影。任何上尿路异常应进一步行内镜(输尿管镜)直视评估,如果可行,应在任何可疑区域取活检。膀胱尿道镜检查仍是评估下尿路的主要方法。发现异常黏膜是活检和正规经尿道切除术的指征。对于上尿路影像学和膀胱镜检查阴性的患者,对双侧上尿路进行选择性细胞学采样可能帮助进一步定位病变,例如放射影像学可能难以显示的 CIS。增强直视内镜技术,如使用 5- 氨基酮戊酸(5-aminolevulinic acid, 5-ALA)灌注的荧光("蓝光")膀胱镜或窄带成像技术,与传统的白光膀胱镜相比,可进一步提高检测更微小的病变的能力[15-21]。

对于那些膀胱切除和尿流改道后随访的患者,如果发现 SHGUC 或 HGUC,也需要进行彻底检查。肠段部分复发的可能性极小。检查的重点应该是上尿路和尿道。尿路上皮癌有前列腺间质浸润和阴道前壁受累者,预示膀胱切除术后尿道复发风险高,尤其在那些皮肤造口的患者(回肠代膀胱或可控性经皮储尿囊)[6,8,10]。这些患者(如果没有做预防性尿道切除术)的常规随访有时采用尿道冲洗液细胞学检查,取决于有无特别危险因素(多灶性 CIS、肿瘤位于膀胱颈部或前列腺尿道部)。对于行原位膀胱术的患者,自排尿细胞学检查HGUC/SHGUC 者,可进一步做膀胱镜检查和活检。上尿路复发的危险因素此前已有报道[7,9]。膀胱切除和尿流改道术后疑有上尿路复发的患者常需要直接经皮进入上尿路进行顺行输尿管镜检查,因为通过输尿管肠道吻合口逆行进入可能具有挑战性。可根据临床情况,通过内镜下切除(顺行 / 逆行)、局部灌注免疫或化疗药物和手术切除来治疗残余尿路上皮发生的病变[6]。

虽然细胞学诊断为 SHGUC 似乎与随后诊断高级别尿路上皮病变密切相关,但现有的数据有限,并且从临床角度来看,目前并不能证明此诊断类似于HGUC。建议临床上积极检查具有 SHGUC 诊断的患者,以排除高级别尿路上皮病变的存在。在膀胱镜检查加任何可见病变的活检和 / 或随机尿路活检之外,必须考虑重复细胞学检查,以排除隐匿性原位尿路上皮癌。不鼓励仅仅根据一个上尿路的"可疑"细胞学结果进行肾输尿管切除术,因为它很可能是可引起严重后果的假阴性结果。

低级别尿路上皮肿瘤的处理

如前所述,细胞学诊断低级别尿路上皮肿瘤(LGUN)具有挑战性。大多数膀胱癌表现为低级别非浸润性乳头状肿瘤。虽然这些病变转移的可能性通常低,但复发常见。经尿道电切术可确定组织学诊断,而且是大多数孤立性低级别肿瘤的治疗方法。术后单次膀胱灌注化疗(如丝裂霉素 C)对减少复发的次数有一定的作用[4]。可以定期在诊室内进行常规监测性膀胱镜检查。欧洲泌尿外科学会推荐了一种针对非肌层浸润性膀胱癌的风险适应监测方案[5]。基于复发和进展的风险,决定是否给予辅助性膀胱灌注治疗(化疗或免疫疗法)[22]。适应证包括肿瘤体积大、肿瘤多灶性、存在 CIS、存在任何高级别成分、固有层浸润、先前有肿瘤复发[4]。已经使用的多种药物包括细胞毒性化疗药(丝裂霉素、阿霉素、吉西他滨)以及免疫调节剂(BCG、干扰素)。标准诱导疗程(每周膀胱灌注治疗)之后,如果有良好的治疗反应,可以进行维持治疗。

非尿路上皮肿瘤的处理

非尿路上皮癌约占膀胱癌的 10%。仅通过尿细胞学检查区分原发性非尿路上皮恶性肿瘤与具有异源性组织学分化的尿路上皮癌可能很难,如果还有可能加以区别的话。这些肿瘤往往有侵袭性更强的表型,以浸润性或局部进展期疾病为典型表现[23]。组织学诊断通过经尿道电切术确立。可以的话,仍然建议完全切除所有可见的肿瘤,以便区分单纯和混合的组织学类型(即使如此也不是总能区分,取决于标本采集情况)。由于这类肿瘤罕见,比较治疗的前瞻性随机试验较缺乏。应着重考虑有计划的多学科治疗方案,包括外科手术、全身化疗和放射治疗,并采取个体化治疗。

鳞状细胞癌是第 2 常见膀胱癌,常与血吸虫感染、反复尿路感染、长期留置导尿、膀胱结石等引起的慢性炎症有关。根治性膀胱切除术仍是原发性膀胱鳞状细胞癌的标准治疗方法。同步放化疗可用于无法切除或残留的病变。

原发性腺癌可能与膀胱外翻、脐尿管异常和膀胱慢性炎症有关。必须排除来自其他部位(结直肠、前列腺、乳腺)的恶性肿瘤。同样,由于疾病罕见,比较试验缺乏,默认的标准治疗仍然是根治性膀胱切除术。对于脐尿管癌,手术治疗方式为局部扩大切除脐和脐尿管残留,并行膀胱切除和盆腔淋巴结切除。不像尿路上皮癌因尿路上皮具有区域癌化的性质而易多灶发生,原发性腺癌往往是孤立的病灶。因此,在仔细挑选的病例中,可以考虑对于膀胱顶部(用于脐尿管相关肿瘤)或憩室内的肿瘤予以膀胱部分切除术。

泌尿道微乳头状肿瘤是一种独特的病变,对临床处理有影响,尤其是在非浸润期。几项研究表明,对这些肿瘤行膀胱灌注治疗成功率更低,因此应与患者讨论是否选择早期根治性膀胱切除术[23]。

泌尿道神经内分泌(neuroendocrine,NE)肿瘤有累及全身的倾向。无论是单纯 NE 癌还是具有 NE 分化的尿路上皮癌,都应采用有计划的多学科治疗方案[24]。与单纯根治性膀胱切除术或术后辅助化疗相比,新辅助全身化疗后的根治性膀胱切除术有更好的疗效[25]。在经选择的病例中,也可考虑联合化疗加以根治性放疗(类似于小细胞肺癌的治疗)。

不满意标本的处理

多种原因可能会导致"不满意"标本。其处理方法应由临床医生自行决定。如果切实可行的话，可以根据发生严重病变的风险程度重新取样。应查明取样"不满意"的原因，以便再次取样时更有可能获得有诊断信息的标本。

结论

作为尿细胞学报告的最终使用者，我们赞扬巴黎系统工作组在规范标准和方法以及统一诊断报告方面所作的巨大努力。这将有助于进行更有意义的比较研究。上述评估和处理只是一般性建议，以便细胞病理医生了解某个特定的细胞学诊断如何影响临床决策。患者的最终诊疗处理应根据所有可获得的临床信息个性化地开展。鼓励临床医生和细胞病理医生之间进行交流，以便最好地使用这一强大的诊断工具。

（岳君秋　孙文佳　译）

参考文献

1. Xylinas E, Kluth LA, Rieken M, Karakiewicz PI, Lotan Y, Shariat SF. Urine markers for detection and surveillance of bladder cancer. Urol Oncol. 2014;32:222–9.
2. Yafi FA, Brimo F, Steinberg J, Aprikian AG, Tanguay S, Kassouf W. Prospective analysis of sensitivity and specificity of urinary cytology and other urinary biomarkers for bladder cancer. Urol Oncol. 2015;33:66. e25–31.
3. Davis R, Jones JS, Barocas DA, Castle EP, Lang EK, Leveillee RJ, et al. Diagnosis, evaluation and follow-up of asymptomatic microhematuria (AMH) in adults: AUA guideline. J Urol. 2012;188:2473–81.
4. Hall MC, Chang SS, Dalbagni G, Pruthi RS, Seigne JD, Skinner EC, et al. Guideline for the management of nonmuscle invasive bladder cancer (stages Ta, T1, and Tis): 2007 update. J Urol. 2007;178:2314–30.
5. Babjuk M, Burger M, Zigeuner R, Shariat SF, van Rhijn BW, Compérat E, et al. EAU guidelines on non-muscle-invasive urothelial carcinoma of the bladder: update 2013. Eur Urol. 2013;64:639–63.
6. Mitra AP, Alemozaffar M, Harris BN, Schuckman AK, Skinner EC, Daneshmand S. Outcomes after urothelial recurrence in bladder cancer patients undergoing radical cystectomy. Urology. 2014;84:1420–6.
7. Picozzi S, Ricci C, Gaeta M, Ratti D, Macchi A, Casellato S, et al. Upper urinary tract recurrence following radical cystectomy for bladder cancer: a meta-analysis on 13,185 patients. J Urol. 2012;188:2046–54.
8. Clark PE, Stein JP, Groshen SG, Miranda G, Cai J, Lieskovsky G, Skinner DG. The management of urethral transitional cell carcinoma after radical cystectomy for invasive bladder cancer. J Urol. 2004;172:1342–7.

9. Sanderson KM, Cai J, Miranda G, Skinner DG, Stein JP. Upper tract urothelial recurrence following radical cystectomy for transitional cell carcinoma of the bladder: an analysis of 1,069 patients with 10-year followup. J Urol. 2007;177:2088–94.

10. Stein JP, Penson DF, Wu SD, Skinner DG. Pathological guidelines for orthotopic urinary diversion in women with bladder cancer: a review of the literature. J Urol. 2007;178:756–60.

11. Kamat AM, Hegarty PK, Gee JR, Clark PE, Svatek RS, Hegarty N, et al. ICUD-EAU international consultation on bladder cancer 2012: screening, diagnosis, and molecular markers. Eur Urol. 2013;63:4–15.

12. Bubendorf L, Piaton E. UroVysion(R) multiprobe FISH in the triage of equivocal urinary cytology cases. Ann Pathol. 2012;32(6):e52–6. 438–43.

13. Yoder BJ, Skacel M, Hedgepeth R, Babineau DF, Ulchaker JC, Liou LS, et al. Reflex UroVysion testing of bladder cancer surveillance patients with equivocal or negative urine cytology: a prospective study with focus on the natural history of anticipatory positive findings. Am J Clin Pathol. 2007;127:295–301.

14. Skacel M, Fahmy M, Brainard JA, Pettay JD, Biscotti CV, Liou LS. Multitarget fluorescence in situ hybridization assay detects transitional cell carcinoma in the majority of patients with bladder cancer and atypical or negative urine cytology. J Urol. 2003;169:2101–5.

15. Casey RG, Catto JW, Cheng L, Cookson MS, Herr H, Shariat S, et al. Diagnosis and management of urothelial carcinoma in situ of the lower urinary tract: a systematic review. Eur Urol. 2015;67:876–88.

16. Daneshmand S, Schuckman AK, Bochner BH, Cookson MS, Downs TM, Gomella LG, et al. Hexaminolevulinate blue-light cystoscopy in non-muscle-invasive bladder cancer: review of the clinical evidence and consensus statement on appropriate use in the USA. Nat Rev Urol. 2014;11:589–96.

17. Gayed BA, Seideman C, Lotan Y. Cost-effectiveness of fluorescence in situ hybridization in patients with atypical cytology for the detection of urothelial carcinoma. J Urol. 2013;190:1181–6.

18. Herr HW. Randomized trial of narrow-band versus white-light cystoscopy for restaging (second-look) transurethral resection of bladder tumors. Eur Urol. 2015;67:605–8.

19. Lerner SP, Goh A. Novel endoscopic diagnosis for bladder cancer. Cancer. 2015;121:169–78.

20. Stenzl A, Burger M, Fradet Y, Mynderse LA, Soloway MS, Witjes JA, et al. Hexaminolevulinate guided fluorescence cystoscopy reduces recurrence in patients with nonmuscle invasive bladder cancer. J Urol. 2010;184:1907–13.

21. Witjes JA, Babjuk M, Gontero P, Jacqmin D, Karl A, Kruck S, et al. Clinical and cost effectiveness of hexaminolevulinate-guided blue-light cystoscopy: evidence review and updated expert recommendations. Eur Urol. 2014;66:863–71.

22. Kamat AM, Witjes JA, Brausi M, Soloway M, Lamm D, Persad R, et al. Defining and treating the spectrum of intermediate risk nonmuscle invasive bladder cancer. J Urol. 2014;192:305–15.

23. Willis D, Kamat AM. Nonurothelial bladder cancer and rare variant histologies. Hematol Oncol Clin North Am. 2015;29:237–52.

24. Quek ML, Nichols PW, Yamzon J, Daneshmand S, Miranda G, Cai J, et al. Radical cystectomy for primary neuroendocrine tumors of the bladder: The University of Southern California experience. J Urol. 2005;174:93–6.

25. Siefker-Radtke AO, Dinney CP, Abrahams NA, Moran C, Shen Y, Pisters LL, et al. Evidence supporting preoperative chemotherapy for small cell carcinoma of the bladder: a retrospective review of the M.D. Anderson Cancer experience. J Urol. 2004;172:481–4.

后记:尿细胞学巴黎报告系统

Dorothy L. Rosenthal,Eva M. Wojcik,Daniel F.I. Kurtycz

巴黎系统工作组的主要目标是根据组织病理学和临床结果,使尿细胞学报告术语标准化。在这个项目启动后不久,我们意识到我们知识库中很多内容证据不足、定义不清、研究不充分或未经调查。因此,工作组不仅依赖现有的医学文献,而且还采纳了为达成上述目标所需要的新启动和刚完成的研究中的数据。

从巴黎的启动会议开始,我们就认同尿细胞学的最终目标是检测 HGUC。所以整个报告系统就是基于这一原则构建的。于是我们的目标之一是根据组织学证据和临床结局来定义每个诊断类别的高级别尿路上皮癌(HGUC)风险。然而,只有使用标准化术语来定义与初始诊断类别相关的风险,才能实现这一目标。因此,必须进行前瞻性研究来明确这些风险。

作出强调 HGUC 的决定最重要的依据是临床意义,但也基于尿路上皮癌的发病机制。虽然我们以非常简单的方式呈现了这些发病途径,但我们知道,还需要做大量的工作来确认低级别尿路上皮肿瘤不是癌。作为对这一普遍被忽视的问题的补救,我们决定对膀胱癌发病机制的认识分为 2 大类:经分子和遗传学检测证实的导致细胞肿瘤性改变的机制,以及那些仍然是理论性的或完全未探讨的发病机制。

《尿细胞学巴黎报告系统》(2015)第 1 版涵盖了从良性到恶性的细胞学形态变化,并谨慎地说明了导致这些变化的原因,这些原因我们相信能被普遍接受。许多辅助检测仍处于开发研究阶段(见第 9 章),迫切需要大型临床试验,以验证其临床可靠性和在患者个体和实验室中的可重复性。

出于对第 2 版的期待,我们请通讯作者们提供了 1 份愿望清单,即与其章节主题有关的急需研究的内容。这份清单总结为本后记的附录,其主要目的是激发由医学科学家开展的开创性研究。我们还希望资助机构,无论是政府、慈善机构还是私营企业,都挺身而出,将这种"草根努力"变成防治膀胱癌的主要力量。随着世界人口的老龄化,膀胱癌将造成比现在更多的经济负担,值得采取有效的预防方法和早期无创检测方法,将实现有效治疗所需要的操作减到最少。

针对尿细胞学巴黎报告系统所有诊断类别的未来临床研究需求

确保巴黎系统长期有效的基本要素

1. 在诊断标准适当使用相当长的一段时期后,确定所有类别的报告率。

2. 根据最新标准进行结果和观察者间的可重复性研究。

3. 细胞学类别相关的 HGUC 的发生风险。

4. 根据结果、泌尿外科医生的意见和患者的接受情况制订明确的治疗指南。

5. 思考后续发现的尿路上皮肿瘤是复发还是新生的肿瘤。

第 1 章:发病机制

1. 开展进一步的分子研究,以证实或推翻增生和异型增生途径在尿路上皮肿瘤的发病机制中是分离的。

2. 进一步评价低级别尿路上皮肿瘤(LGUN)不是"癌"的概念。

第 2 章:标本满意度

1. 定义基本变量,例如:自排尿最佳送检量(最小和最大量);诊断 HGUC 必要的细胞量;依据采集到处理时间间隔长度而建立的保持细胞完整性的方法。

2. 确定"标本不满意"一词何时使用为恰当,并确立其临床意义。

第 3 章:未见高级别尿路上皮癌(NHGUC)

1. 列入 NHGUC 类别的所有疾病的转归一览表。

2. 探讨是否有任何良性病变,特别是多瘤病毒和结石,与尿路上皮癌有因果关系。

第 4 章:非典型尿路上皮细胞(AUC)

1. 开展研究以完善标准,并有意义地缩小 AUC 类别的范围。

2. 在不同规模实验室和不同风险水平患者中比较这一类别的使用情况。

第 5 章:可疑高级别尿路上皮癌(SHGUC)

1. 对于细胞学的 SHGUC 和 HGUC 类别,确定其与后续组织学 HGUC 诊断之间的关联性,以此为依据,明确两者是否应当单独分类。

2. 根据未来大型研究的结果,制订 SHGUC 诊断的处理指南。

第 6 章:高级别尿路上皮癌(HGUC)

1. 以活检发现 HGUC 为标准,按获取的细胞学标本类型分别明确细胞学诊断 HGUC 的特异性和灵敏度。

2. 设计大型前瞻性研究,根据细胞学诊断预测的级别来确立复发和侵袭的风险。

第 7 章:低级别尿路上皮肿瘤(LGUN)

1. 构建合适的足以得出统计学意义的研究,以确立 LGUN 类别的临床效用。

2. 判断 LGUN 类别中是否存在任何真正的癌,即具有侵袭和转移能力,以及这些病变是否能从低级别尿路上皮癌(LGUC)进展到 HGUC。

第 8 章:非尿路上皮病变

1. 评价来自大型学术中心的临床数据,从而评估形态学和免疫组织化学在细胞学检测泌尿道非尿路上皮恶性肿瘤中的有效性。

2. 研究新型的分子和遗传学检测在帮助鉴别泌尿道非尿路上皮恶性肿瘤的来源,以及确定原发性非尿路上皮肿瘤的细胞起源中的应用。

第 9 章:辅助检查

1. 前瞻性地比较新型检测方法对于 AUC 和 SHGUC 类别的诊断性能(灵敏度和阴性预测值)。

2. 根据个体危险因素,确定是否可以使用目前获批的辅助试验[如尿细胞荧光原位杂交(U-FISH)和 uCyt]对尿路上皮癌患者的监测指南进行更改。

3. 在不同国家和卫生保健系统中确定辅助检查的成本效益。

第 10 章:细胞学制片技术

1. 确定时间、温度和尿液的化学成分是否影响标本的采集和处理。

2. 建立基于证据的采集尿液标本的建议(例如,晨尿与弃晨尿 - 饮水 - 再排尿相比;自排尿、导尿液与冲洗液相比)。

第 11 章:临床处理

1. 探索提高膀胱镜检查准确性的新技术,如荧光辅助膀胱镜、窄带成像等,以及其他已经被引进或即将诞生的技术。

2. 进行前瞻性临床试验,去了解如何将这些检测方法与细胞学结合,以提高其性能。

(岳君秋　译)

索引

NMP22 检测   117
uCyt   114
U-FISH 分析   106

B

标本满意度   5

C

次优满意度   9

D

低度恶性潜能的乳头状
  尿路上皮肿瘤   69
低级别尿路上皮癌   1
低级别尿路上皮肿瘤   12,56,70
低级别乳头状尿路上皮癌   69
低级别乳头状肿瘤   70

F

非典型尿路上皮细胞   3,35
非尿路上皮肿瘤   79

G

高级别尿路上皮癌   1,56
高级别乳头状尿路上皮癌   69

K

卡介苗   12
可疑高级别尿路上皮癌   3

L

类癌   88
良性尿路上皮组织片段   12
临床处理予以回顾   131
淋巴瘤   94
鳞状细胞癌   79

M

满意度   6
美国病理医生协会   109

N

尿量   6
尿路上皮癌   56
尿路上皮乳头状瘤   69
尿路上皮组织片段   19

P

膀胱冲洗液   9
平滑肌肉瘤   93

平坦型尿路上皮癌 2

Q

器械尿 7

R

乳腺癌 99

S

神经内分泌(NE)肿瘤 88
神经内分泌癌 88
肾细胞癌 99

W

"往返吸注"标本 9
未见高级别尿路上皮癌 3,11
胃癌 99

X

细胞形态 6
腺癌 84
小细胞癌 89
血管肉瘤 94

Y

液基制片 128
异型增生 1
异型增生途径 1

Z

增生/异型增生途径 1
增生途径 1
转移或直接蔓延而来的肿瘤 97
自排尿 7